Gli Ultimi Novanta Giorni Del 1836, Ossia, Il Colera in Napoli - Primary Source Edition

Giovanni Emanuele Bidera

GLI ULTIMI

NOVANTA GIORNI

DEL 1836 IN NAPOLI

GLI ULTIMI

NOVANTA GIORNI

DEL 1836 IN NAPOLI

Si dichiarano contraffatte le copie non segnate della seguente cifra:

0

GLI ULTIMI
NOVANTA GIORNI
DEL 1836

OSSIA

IL COLERA IN NAPOLI

RACCONTI

DI

GIOVANNI EMMANUELE BIDERA

ITALO - GRECO

—◦◦◦—

NAPOLI
A SPESE DI RAFFAELE DE STEFANO
Strada Carrossieri a Montoliveto n. 13

—

1837

F

PREFAZIONE

———◆◆◆———

Da' campi del Bengala su rapidissimo palafreno (orribilmente sì ch'io non lo scrivo) scorrendo l'Europa tutta, giunse fra noi il Colera, ossia la Colera, poichè i medici non avendo potuto finora alzargli la celata, non bene si accordano se sia maschio, o femina. Avea egli, o essa dunque, chè io non voglio questioni, abbeverando il suo cavallo, avvelenate le acque della Senna, date le spalle alla da lui desolata Marsiglia, a Genova, e a Livorno. Scacciato d'Ancona, rispettando la città de' Cesari, come il Giove di Omero, fece tre passi e col quarto fu in Napoli. Il primo ad annunziarlo fu uno sciagurato Doganiere, che volle dar di naso nel suo forziera. Gridò il misero, ma gridò al deserto, e spirò non creduto profeta. Un rumor sordo intanto serpeggia per tutta la città: « Il Colera è giunto e ha preso alloggio in una locanduccia a S. Bartolomeo ». Formicolajo di gente vi accorre e vede colà le sue prime vittime, pure non vi si presta pienamente fede. « È Colera, non è Colera : » *son queste le voci che con tormentosa vicenda spaventano e rincorano gli animi della confusa città divisa in contrari pareri. Il grosso buon senso che corre per le strade dice di sì: la più parte de'medici affermano e dichiarano di no, quando a smentirli il terribile* COLERA *distese d'un colpo a terra un loro confratello a* Taverna Penta. *Da quel fatto in poi storia di paure di veleni di pianti di morti. Atterriti i ricchi, gementi i poveri, desolate le strade, vedovo Toledo, Napoli non più Napoli; Portici è la capitale. Gl'Istituti sono chiusi, gli studenti quasi tutti fuggono! — Ohime! ecco vuota e deserta la mia scuola di Declamazione!... Che cosa farmi adesso?... Come passare le mie ore fantastiche di noja e di timore? Scriviamo...un romanzo...ed eccomi al raggio di notturna lucernetta dar di mano ad una penna, quando si fanno attorno al mio tavolino le pallide ombre de'Colerosi e m'impongono di scrivere di loro. Il primo a parlare fu il Doganiere, poi la moglie del Pilota, indi uno Studente calabro, un mio amicissimo Poeta, un Avvocato; e altri e poi altri da me non conosciuti, che con regolare vicenda mi dettarono la loro sventura costringendomi con giuramento solenne a farla palese colle stampe.* Ma, Ombre mie carissime, con tutto il rispetto vi fo riflettere, che io spaventerò il pubblico con questi atroci racconti. Scrivi quel che vedesti — *gridò sdegnoso il Poeta...minacciano, e partono. Rimaneva per ul-*

tima sul limitare della porta un'ombra altá digni-tosa e veneranda, a me rivolta quasi compiangen-domi ; indi mi siede appresso con gentile atto, on-de io mi confortai. Era l'ombra del buono Henry. Voi, *gli dissi,* che meglio di me conosceste il pubbli-co, che debbo or io fare?.. consigliatemi voi... *Sor-rise quel celebre Artista, e così rispose.* Fate come spesso si è usato da me, che ad una scena seria e la-grimosa succeda una dilettevole. Le paure ridico-le, i supposti veleni vi possono fornire di argomenti svariati e belli; e se avete ingegno, potete trarne profitto; *e così dicendo disparve. Io seguito il con-siglio di quel gran Coreografo, e pubblico questi* QUADRI *non già coll'idea di atterrire, ma di solle-vare gli animi, spinto dal sentimento di non la-sciare nel silenzio e nella oscurità certi tratti di filantropia e di coraggio di quasi tutta una Po-polazione, generosa nel soffrire le proprie sven-ture.*

GLI ULTIMI

NOVANTA GIORNI

DEL 1836 IN NAPOLI

IL DOGANIERE

(2 OTTOBRE)

> Poca favilla gran fiamma seconda.
> DANTE.

« QUESTA città è travagliata da un morbo, che uc-
» cide in poche ore. I medici afforzandosi con Ippo-
» crate e Galeno, ed altri con Polibio e con Boccac-
» cio vogliono provare che non sia il Colera ; così
» facesse Iddio ! ma è mestieri confessare che que-
» st'aria sia divenuta micidiale. Tu sai come in que-
» sta stagione eravamo assordati la mattina e la se-
» ra dal cicalio di quei tanti passeri; or non se ne
» vede neppur uno sovra i nostri tetti; essi fug-
» gono quest'atmosfera come quella del velenoso
» Lupa nell'isola di Giava ». Tale era il principio di
una lettera da Bari che un amico mi lesse lungo la
marina, quando fummo interrotti da una folla che
di lontano si traea dietro ad una lettiga. Curiosità

ci spinse a dimandare che negozio era quello? *È un povero Doganiere*, ci fu risposto, *che nel fare la guardia sorpreso da dolori di viscere l'hanno creduto colpito dal* Colera.—*Così non fosse*, rispose un altro.—*Baje del volgo*, un terzo; ed intanto quello sciagurato ci passava d'appresso strepitando e lamentandosi. In quella fisonomia io lessi, o parvemi di leggere un fenomeno estraordinario: era giovine, e mi sembrò vecchio; ammalato di un'ora, e mi parve consunto da una lunghissima malattia; i suoi capelli neri davano un risalto orribile al pallore della sua fronte; un affanno non interrotto; la voce rauca e soffocata. Quella deforme figura, quei moti mi staranno sempre fitti alla memoria. Io e l'amico ci guardammo attoniti ed atterriti in viso, senza far motto. Ed ecco fra altra folla di donniciuole, una che gridando e quasi ridendo dicea: *È il solito male di mio marito, un caffè con una presa di elixir, ed è bello e sanato.*

Stolta! non sapea ch'ella seguiva un moribondo cui tutte le potenze umane riunite in una non potevano, non che sottrarlo dal sepolcro, dove quel misero andava a sprofondare, ma neppure ritardar d'un'ora la sua caduta; non sapea quella sventurata che si traea dietro ad un uomo, la cui morte precedea quella d'immense vittime; ad una face ch'era vicina a spegnersi, per accendere e spegnere con eguale rapidità altre sei mila, per ottenebrare e costernare l'animo di mezzo milione di viventi!

Il Doganiere fu condotto all'Ospedale di Loreto, ed ivi soccorso ed assistito come chiedea la sua sciagurata fortuna. Egli morì nello stesso giorno. Il tre ottobre fu sezionato il suo cadavere, ed alcuni medici, non vedendo dalle sue viscere uscire il *Colera* armato di tutto punto come Pallade dalla testa di Giove, dichiararono che non costava esser egli morto di quel morbo, e fu da non molti compianto.

Il saggio Governo pertanto riguardò quel funesto avvenimento come il segnale della malattia omicida, e prese tutte le misure necessarie ad impedirla.

Il Doganiere disparve da questa terra, la sua memoria fu poscia esecrata da tutti; non venne compianto che da un cane suo fedele, che per cinque giorni latrò chiuso nelle sue stanze dove fu serrato per isbaglio.

Il luogo dove egli facea guardia fu murato come si vede, e come ognuno l'additerà gran tempo, quasi eterno monumento della pubblica calamità.

Il giorno quattro si ragiona di questo caso con varie opinioni. Chi sostiene che il gozzovigliare menò alla fossa l'intemperante. Chi lo dice morto dallo spavento; chi ne incolpa i metodi adopra; e chi proclama infine che lo sparo non fu eseguito da mano esperta, ma che realmente egli cadde fulminato dal Colera.

Nei giorni quattro e cinque non essendovi nessun caso di Colera, assicurati gli animi, non si parla più del Doganiere, e solo si compiange la sorte di Trani, Bari, e Barletta, che da alcuni neppure si vogliono travagliate dal Colera, ma da ordinarie malattie autunnali; e solamente un lontano timore conturba i timidi che un giorno ne potrebbe anche Napoli essere attaccato ; ma queste vane paure sono dissipate dall'idea che il Vesuvio, e le Zolfatare di cui abbondiamo farebbero invincibile barriera all'Indostano morbo.

IL PALAZZO DI CARAMANICA

A S. BARTOLOMEO

Ora incomincian le dolenti note
A farmisi sentire : or son venuto
Là dove molto pianto mi percuote.

Io venni in luogo d'ogni luce muto
Che mugghia come fa mar per tempesta
Se da contrarii venti è combattuto.

DANTE.

MA sorge finalmente l'infausta aurora del giorno 7 di ottobre : il sole mestamente irradia la fangosa strada di S. Bartolomeo.; quella strada in ogni stagione lorda e stagnante di putride acque, da quel lezzo uscir dovea , e da quello ne uscì l'orribile mostro del *Colera*. Ivi nell'antico palazzo di Caramanica , oggi volgarmente detto il palazzo della morte, come la Torre di Pisa fu chiamata della fame , distese l'ala sua micidiale ; e la sua prima vittima fu un Sacerdote medico , reduce da Ischia, che trovando infermo il nipote di *Colera*, di cittadino , di Sacerdote e medico compiendo i doveri, disvelò a chi tenea la somma della pubblica salute il male del prediletto nipote , il quale scampò ; ma ne rimase vittima lo sventurato e filantropo zio.

Il giorno otto nel piano superiore due giovanetti fratelli furono travagliati, e morti l'un dopo l'altro, dall'istesso male.

Il giorno nove, nella Locanduccia al primo piano, alle dieci del mattino un Siciliano fu investito dal morbo, e ne restò preda nell'istesso giorno, lasciando orfano un bel figlioletto, di cui il governo prese la massima pietosa cura.

Per un fenomeno sorprendente dell'inesplicabile morbo mentre tutta l'ala destra del palazzo n'era infetta, ne rimanea salva la sinistra.

Un'onda di popolo, che più si aggruppa e si addensa recandosi al centro, scende a quel funesto Palazzo, dal quale respinta da' Gendarmi, e dalla guardia sanitaria, torna indietro sbigottita incontrandosi con altra, che corre all'istesso punto reso omai lo scopo de' sguardi di tutta Napoli. Cento pareri, ma nessuna decisiva credenza di *Colera*, e quasi per fatalismo di coscienza cerca ciascuno di rimoverne da sè l'idea. Solo una grave sensazione scosse l'animo del volgo, quando vide il Viatico, giungere a quel portone, e non so per qual causa tornarsene indietro.

Il giorno dieci, una giovine incinta, attraversa una folla di genti a gran fatica, e giunta al portone n'è dalla guardia respinta; e piangente e disperata via condotta dal marito, esclamava: *Povera madre mia! io non la vedrò più!*

Il giorno undici quel palazzo è sgombro di pigionanti, parte morti, parte fuggiti, parte condotti al **Lazzaretto** di Nisita.

IL LAZZARONE

(LA NOTTE DE' 12 OTTOBRE)

—◦◦◦—

> Gli diritti occhi volse allora in torti,
> Guatò d'intorno, e poi chinò la testa:
> Cadde con essa a par degli altri morti.
>
> DANTE. *Inf.*

RIMANEA quel palazzo come nido di augelli fuggiti, se per isventura non si vedesse nell'ultimo piano qualche servo, delle guardie, e sul limitare d'una stanza un *lazzarone* appoggiato colle spalle allo stipite di una porta come l'Ercole farnesiano, e al pari di quello scalzo che fea puntello al suo robusto corpo d'un piede su cui portava l'altro, incrociato, che, scherzando e ridendo coi timorosi servi affaccendati a recare panni e mattoni caldi, dicea: *Ci vuol tanto a morire? ... che faccia presto! chè mia moglie, e miei figli mi attendono con una buona cena, grazie al Colera.* Nella camera un lume, un figlio, una mestizia, un medico che passeggia, e vede di momento in momento fuggite le sue speranze, e una moribonda (madre di quella sventurata incinta che sopra accennammo) che delirando dice: *No; non voglio questo; no! voglio l'abito di raso nero ... Presto! .... mia figlia mi attende ... Quanto mi stanca questa via della Floridiana! ... Tutti* l'ascoltano, e piangono ... ed essa : *È giunta la car-rozza?*... Dopo un lungo silenzio : *Ah! non la ve-drò più!* E getta smaniosa con un profondo sospiro un braccio fuori la coltre, che il figlio nel ricom-porla lo porge al medico, dicendo: *Di grazia os-servate se ella ha febbre.* Esitò questi un istante, ma l'amicizia, l'onore, il dovere, e un sentimento onnipossente di non sembrare un timoroso un vile gli spinsero macchinalmente la mano a toccare quel sospeso braccio : egli lo tocca : non è quello di un cadavere privo del calore della vita, ma è il braccio di una statua di marmo agghiacciato : il freddo che quella mano gli comunica gli scorre al core, e nella di lui fantasia si giganteggia ; pure fece riporre la misera in un caldissimo bagno come per renderle il calore smarrito. La leva da letto, come altre volte avea usato, quel *lazzarone,* ma nel sollevarla la sua erculea forza vien meno : egli non è più quello di pria, talchè non potè solo senza l'aiuto del figlio metterla nel bagno ; una orribile metamorfosi era successa in quel corpo. Una fortissima pressione nella sede epigastrica, un dolore fierissimo ch'egli non valea a dissimulare l'obbligava suo malgrado a portare la mano allo stomaco: *Eh! che diavolo ho qui ... eh!.. già è nulla ... la cena guarisce tutto:* e cerca riprendere il suo animo, ma non può. *Dotto-re, io qui ...* e gli indica il plettro solare, *mi sento ... come una mano che mi leva il respiro:* non gli ba-dò il medico distratto in altre idee. Riposta al letto l'inferma ritornò a chiedere : *Signore, che è quello che sento io qui?* Credette il medico ch'egli scherzasse come era uso, e discacciandolo da sè colle brusche : *Va al tuo posto, sciocco — Sì, Signore... io già non prenderei nulla de' vostri veleni : anderò a casa... sì a cena che è il miglior medicamento!* Sempre tenendo la mano fortemente al petto, vuol partire, e non può ; i suoi passi vacillano : ed egli si accovaccia a piè del letto dell'inferma.

La notte è ben alta ; il medico prende il cappello per congedarsi ; ma un uomo gli si fa accanto sommessamente annunziandogli che la legge gli vieta di uscire di là pel contatto avuto coll'inferma, e che egli dev'essere condotto per l'esperimento al lazzaretto di Nisita. Una profonda sorpresa, che tutta manifestava la di lui indignazione, ed un tacersi furono la sua risposta. Un grido, un orribile conato di vomito di quell'atleta rannicchiato là a terra, trasse l'attenzione, e lo spavento di tutti. Quel corpo, così florido, pocanzi, fu sfracellato in pochi momenti, orribile vista !— La moglie e i figli ad onta della guardia, penetrano in quel luogo del dolore empiendolo di pianti e di grida. Quell'infelice spirò prima della moribonda signora. Tra lo spavento e la confusione il medico si rammentò della sua famiglia e de' figli, e disparve. Noi lasciando questo esecrato palazzo della morte seguiremo i suoi passi a Tavernapenta.

IL MEDICO

(12 e 13 ottobre)

———o◦o———

All'apparire del morbo ferale
L'arte fu più di lui micidiale,
Poichè a fugarne il contagioso effetto
Ella del suo rival prese l'aspetto.

M.

Egli si annunzia, e suona il campanello nel tempo stesso così impetuosamente che gliene rimane rotto fra le mani il laccio : a quel rumore i figli si destano e levano paurosi la testa. La moglie sospende il lavorio immota. Sparuto il volto, irti i capelli, scaglia lungi da sè il cappello, ed impone nella massima agitazione calma e silenzio. Gli sguardi di tutti atterriti son volti ai suoi confitti in terra. Il suo corpo è là : e l'anima parla e ragiona con quella moribonda madre a S. Bartolomeo, e ne ode le sue pietose e tremende parole : *Mia figlia mi attenderà domani, ed essa non mi vedrà più!* Il di lui corpo è là : ma l'anima di lui senza varcar spazio percorre ancora le tenebrose strade di Napoli. Un' idea urta e rompe il filo dei suoi pensieri, una terribile idea, che dà moto a quel corpo rimasto come un simulacro, e ne fa tremare ogni fibra. La moglie si fa a chiedere che gli avvenne. *Nulla!*.. le risponde ; e quel *nulla* acchiude infinita sventura : *Ma che hai tu dunque?*

di che temi? — *Io?... di nulla: queste mani sono immaculate;* e getta su quelle lo sguardo inorridito. — *Recatemi dell'acqua;* poi cangiando consiglio, poichè crede che tutte l'onde del mare non possono tergere il miasma di cui vanno infette: *No dell'aceto ... della canfora... È inutile, chiamatemi il salassatore: il veleno è nel mio sangue.* — *Quale sventura mi annunzi?* — *Tua cugina è morta ed io la seguirò.* — *Gran Dio!* — *Io sono una vittima segnata dal Colera e dalla giustizia.* — *Tu reo?* — *Sì, dell'infranta legge sanitaria.* O sia il male o sia la sinderesi contaminata d'un delitto maggiore d'ogni delitto, egli ispira terrore e pietà. Vorrebbe abbracciare i figli, ma teme che quell'amplesso non sia quello della morte. *Salva quest'innocenti, se tu mi amasti, salvali!* e si precipita e chiude nella sua stanza.

Sono le sette del mattino 13 ottobre, la sua abitazione è da molta gente circondata, e da guardie che discacciano i curiosi. Un uomo accelera il passo, e rimane sorpreso a quella vista. *Che successe dunque colà?* — *Dicesi un ammalato ch'è morto di Colera.* — *Chi?..* — *Il medico...* — *Mio fratello!* grida e si scaglia in mezzo a quella folla: le guardie lo respingono, e cade tramortito.

Sono le dieci, e quella folla è più aumentata. Un uomo si affaccia al balcone: è il fratello minore; egli agita in mano una carta; è una ricetta; egli prega che gli venga spedita. Nessuno si muove, nessuno risponde, la carta cade ·in mezzo ad una moltitudine, e nessuno osa levarla da terra.

Si ottiene a grande stento un barile d'acqua calda per un bagno; ma il facchino che la trasporta non vuole oltrepassare la soglia : è mestieri che lasciando ogni riguardo, sen carichi lo sventurato fratello.

Intanto quel palazzo è fatto segno de'sguardi di tutti. Uomini, e donne d'ogni età, ammonticchiati l'un sopra l'altro ne'balconi, o a traverso le vetrate, si stanno a mirare quello spettacolo. — Quelle funicelle attaccate tra il suo e i palazzi circonvicini, mezzi di amichevoli corrispondenze un giorno, oggi come conduttrici del miasma, sono tagliate, a rimuovere qual sia comunicazione con quella casa su cui sembra caduta l'anatema del cielo, e l'abbominazione della natura.

Ma nell'interno cortile di quella sventurata abitazione altra gente con altro animo ha rivolto lo sguardo all'interne finestre. Sono i figli, la moglie, i congiunti separati dall'inviolabile barriera sanitaria, ignari della di lui sorte. Tumulto al di fuori, silenzio di tomba al di dentro.

Sono le undici, un solo uomo sta vicino al suo letto di morte, è il fratello... Ma quali orribili figure, or si aggirano per la sua stanza? Gente coperta da capo a piedi d'impeciate vesti, armato il volto di occhiali che lo rende più truce! Essi si avvicinano al suo letto lentamente... spaventato, egli esclama: *Son io fra demoni?* Un solo spicca fra quelli non vestito di quei negri spaventevoli ammanti, che sembra l'angiolo mosso dal cielo a conquistare quell'anima, e la conforta fugandone quei fantasmi pietosamente crudeli: *Allontanatevi*, egli esclama; *o voi lo farete morire dannato*. Sì, allontanatevi, orribili arpie, e lasciate spirare nel Signore il medico filantropo, fra le braccia del fratello, e del virtuoso Licci; ed apprendete da essi la pietà.

È l'una: egli è spirato; e quella folla è così accresciuta che da Toledo fino alla Concordia non lascia luogo al passaggio. Il pubblico pericolo muove tutti, plebei, nobili, impiegati, poveri, e ricchi da' più lontani angoli della capitale, novelle fisonomie, persone infine che forse per la prima volta han veduta quella strada, accorrono a sapere le circostanze di quel caso miserando. Un chiedere, un bisbigliare, un interrogare, uno spaventarsi a vicenda.

È sera, e quella moltitudine non è ancora dileguata. Io veggo affacciarsi al balcone dell'estinto due persone. Sono il salassatore e un facchino che, incauto, oltrepassò la soglia fatale.

È notte; la folla è sparita, più non rimangono che pochi curiosi, e la guardia. Una carrozza e una bara impeciata stanno innanzi a quella casa. La moglie, e i figli scendono, e s'incontrano a quel funesto spettacolo. Oh istante! oh Addio! La famiglia parte per Nisita, l'estinto pel Camposanto!

Oh se io in quella notte fossi stato magnetizzato da Mesmer a mettere in corrispondenza la mia colla mente di tutta Napoli, io non avrei veduto che un solo pensiero. Se sopra quest'ampia capitale vi fosse stato costrutto l'orecchio di Dionisio, io nel soprapporvi il mio, non avrei sentito che queste sole voci: — *Il medico è morto di Colera;* o, *Il medico è morto dallo spavento!*

Il giorno 14 il governo spiega tutta l'energia onde circoscrivere il male, ed affogarlo nella culla.

UNA PASSEGGIATA A TOLEDO

(IL DÌ 15 OTTOBRE)

———◦———

Erge la scarna guancia, e l'occhio cavo
L'indico mostro in fiero ghigno, e allunga
Su la città dolente il braccio: abbranca
Quanti serrar ponno sue lunghe dita
Misere teste: ecco abbujato alfine
Il puro ciel partenopeo ridente
Dall'alito pestifero di morte.

B. MARSIGLIA.

QUESTO è Toledo? Poche e rare persone! — Lo schiamazzo il frastuono ed il rumor de'cocchi è cessato. Oh! lo diresti un venerdì santo, se non spuntasse di tempo in tempo qualche carrozza d'affitto e le immancabili vuote *Diligenze*. Due preti mi camminano innanzi; il più vecchio esclama: *Quomodo sedet sola civitas plena populo;* ed ascendono alla Chiesa di S. Ferdinando.

Guardo la meridiana di D. Annibale: sono le undici del mattino, — Che farmi di queste ore sì tristi? ed eccomi di fronte un letterato, e un commediante: *Possiamo, amici, toccarci la mano in questi tempi colerici?* — *Inezie!* mi risponde il primo incanforato da capo a piedi, porgendomi l'inguantata mano. *Che il diavolo si porti via il Colera! fanno di tutto per spaventarci!* Ed uno della plebe come per conchiudere, pria di partire dal consesso dove tenea cattedra, con una sentenza vibrata: « *Dio non ce lo vuol mandare, ma lo chiamano a forza, come se in Napoli non si dovesse più morire!*

Ecco, direbbe Jacopo Ortis, soggiunse il critico, *ecco Napoli in miniatura;* mentre l'attenzione del pubblico trasse la nostra.

I volti e gli sguardi di tutti fissavano una carrozza, che lentamente procedea; guardie d'innanzi, guardie di dietro, guardie dai lati. È un delinquente colui? No, è la carrozza della Sanità. Mi vien fatto di osservare, e miro un uomo di circa cinquant'anni, alto, ben vestito, immobile, dignitoso, pallido, ma di un pallido bruno, gli occhi infossati nell'orbita, senza cappello; mi volto; e quei due amici si eran di già fatti bianchi in viso, avean l'aria meno beffarda, la voce più dimessa: Ci separammo, io per proseguire la mia passeggiata, uno per andare a Castellamare, e l'altro per serrarsi ermeticamente in sua casa.

—Solo pensoso a passi tardi e lenti — eccomi a S. Brigida: sta in mezzo a una ciurmaglia d'ogni sesso e d'ogni età un uomo, che avanza tutti della testa come Saulle fra il popolo eletto, il quale gesticolando a tese braccia conforta i circostanti con questo ragionamento: *Il Colera non è che la solita colica; e come si può morire di Colica, si muore di Colera ... via non è niente.*

Una voce che passa : *A gghiuorno nce vedimmo,* *dicette lo Parrocchiano de Chianura.*

I miei sguardi che sono tratti come da calamita a leggere ogni avviso leggono sulla cantonata delle Finanze : *Preservativi del Colera ;* e più in là, *Cenni sul Colera asiatico ;* e a sinistra : *Metodo curativo del Colera ;* e a destra : *Anticoleros di Berlino ;* e ancora : *Epitome del Colera ; Terapeutica farmaceutica del Colera* — Dio mio ! Napoli tutto è una *Colera ?* e mi tornano a mente le parole dell'idiota : *Par che lo vogliano a forza.*

Ed eccomi a quella bottega piena di lenti, di giornali, di poeti , di medici, e di letterati per quanto potea esserne capace, cioè di otto persone semprechè non vi sia il proprietario che fa per due ; ecco sedermi anch'io fra cotanto senno. Parlavano in frotta , e parlavano del maledetto *Colera.*

L'uno dicea ch'era epidemico ; un altro, epidemico contagioso ; un terzo, ch'era una malattia non mai comparsa nell'Europa ; un quarto, che noi l'avevamo avuto nel 1200 ; un quinto, che non v'era stata mai nel mondo ; un sesto, che esistea coll'uomo dal giorno che ei peccò, ed adduce il testo sacro : *in escis infirmitas, aviditasque usque ad Choleram ;* un settimo, che non era che un male d'immaginazione, cioè l'effetto della paura per l'influenza del cerebro alle viscere ; l'ottavo, che il *Colera* era come il vajolo è vajolo , e la peste è peste. Sono insetti, ripigliava il secondo, adducendo per ragione

che nulla si riproduce in natura che non sia animale o vegetabile , e che il Colera era un animale ri-
produttivo. Chi una nebbia sottile invisibile che
scende ed avvelena i corpi predisposti ; un altro un
vapore della terra : Chi un esquilibrio dell'elettri-
co : Chi vermini tricocefali.

Ma le questioni furono interrotte per la vista di
molte genti condotte al lazzaretto di Nisita e ri-
chiamarono tutta la mia compassione due giovanetti
vestiti a bruno , orfanelli delle prime vittime del Colera a S. Bartolomeo : essi mostravano negli atti e nel
volto tutta la loro sventura. Infelici ! Ma siccome il
riso è sempre vicino al pianto, così salta un giovine
gagliardo per aver la paga de'sospetti colerosi in
mezzo a quelli e li abbraccia. La guardia vuol discac-
ciarlo ma non può, e al suon di fischi e risa vien condotto come in trionfo con gli altri.

Ma quel riso fu per me un baleno che fa più truce l'oscurità della notte. Io men tornava più mesto
che pria, quando mi avvengo in un valente e sen-
sibile artista, che mi palesa lo stato dell'animo suo :
Io non tremo per me, egli mi dicea, *ma per la mia
famiglia. La prima cosa a chiedere al ritornare
in casa, dove sono atteso con ansia eguale alla
mia, è, se nulla sia accaduto di sinistro. Voi fate,*
gli dissi, *la vostra e la mia istoria, e forse quella
di tutti , ma facciamoci coraggio. Addio.* — *Coraggio !* mi rispose : *mira !*.. Mi volsi , e vidi un
misero avvolto in una coltre di lana, legato su d'una

sedia, condotto all'ospedale. Un misto di miseria, di grottesco, e di terribile ad un tempo spirava dal viso di quello sventurato. Un figliuolino scalzo lo seguia piangendo, oh quale profonda compassione! io voltai strada, e col core ripieno d'amarezza terminai la passeggiata.

(16 ottobre)

La vigilanza della polizia si raddoppia, il lazzaretto e sette grandi Ospedali sono aperti pei sospetti e per gli attaccati di *Colera*. Ad ogni indizio della malattia la guardia sanitaria e i gendarmi accorrono e trasportano gli ammorbati al loro destino. Molti nascondono il male e scelgono piuttosto la morte nelle loro domestiche mura e fra i congiunti anzi che d'esser condotti a salvarsi nell'ospedale. Bisogna qualche cosa condonare agli usi ed ai pregiudizi di una nazione: ogni bennato uomo si crede degradato nell'essere condotto a quell'ospizio di santa pietà. E questa idea era la più affliggente per Napoli in quei giorni di sventura.

L' ORFANA FIDANZATA

(17 OTTOBRE)

Nell'alba sua più bella
La vita mia finì,
Qual rosa verginella
Che il turbine colpì.

Sovra il mio fral fu sciolto
Il salmo del dolor;
E freddo allor fu colto
Il bacio dell'amor.

Morte, quel letto istesso
Che imene preparò,
Di lugubre cipresso
Per me lo coronò.

Fida d'amore al patto,
Di chi fu mio desir
Versai sul bel ritratto
L'estremo mio sospir.

A. M.

Il sole declina : stassi là quel giovine dalle vaghe forme e dai guanti bianchi, attendendo che si apra quell'alto balcone e vegga uscirne la bella, quanto virtuosa sua fidanzata, vestita a bruno per la recente perdita de' genitori. È passata anche un'altr'ora; ed egli è là : è sera ; ed egli non parte. No ! sventurato ! quelle finestre non si apriranno più per te, nè più da quelle discenderà quel divino sguardo, che tutta allegrava tua vita !.. Ma egli attende ancora immobilmente, e guarda per l'ultima volta ! Quindi sospirando, dice : *Sarà in casa di sua sorella : già ella poco pensa a me !*

No , che la misera tra i più terribili sintomi del micidiale morbo, non pensa che a te, e le perdute speranze, e le care e sante promesse : ma un giovanetto di due lustri è vicino al suo letto, e gli annunzia l'ultima sventura : *Sorella, la nostra serva ha palesato a tutto il vicinato la tua malattia, e mi mandano a dirti, che se non sgombriamo di qui, questa notte istessa ti denunzieranno per essere condotta all'Ospedale.* Non rispose che con un sospiro quella sventurata.

È notte profonda : la deserta sostenuta dal piccolo fratello discende a fatica quelle scale, che l'avean veduta le tante volte salire e scendere festiva e felice. Essa non reca seco dell'eredità paterna che in mano una stampa rotolata, e l'immagine del suo fidanzato, che per la curva persona penzola dal suo collo.

Una lettiga , e due uomini prezzolati a gran costo l'attendono a basso; essa vi giunge, si ferma : volge lo sguardo ove solea fermarsi l'amato ; e tutto è solitudine : essa vi dà l'ultimo addio, come s'egli fosse colà : ed eccola per via; il fratello la seguita; nè osa piangere per tema di essere scoperti. Protetti dal silenzio della notte giungono in un portone; esso fortunatamente era tuttora dischiuso, un uomo ascende le scale , e torna con una serva, che fa le scuse della padrona, e getta dentro la lettiga nel seno dell'inferma, ultimo oltraggio alla miseria, poche monete, ed invita il ragazzo a rimanersi, che

generosamente ricusa. *Oh sorella*, disse l'infelice,
che Iddio ti perdoni! — Signorina, *noi abbiamo
ordine di lasciarvi qui, o all'ospedale.* — Morte,
esclamò la misera, *affrettati pria che giunga colà*,
mentre quei levavano la lettiga.

Qual core era il tuo, o sventurata vergine, travagliata dal male, dalla crudeltà di una sorella,
da te tanto amata, e dalla imperiosa circostanza di
essere condotta in un pubblico ospedale? Nessun
delinquente non venne forse così trasportato al suo
supplizio!

Alla voltata di Toledo e degli Studi ella gridò per
quanto le sue forze il poteano, *fermatevi;* volea-
no proseguire quei crudeli, ma il fratello li prega,
li minaccia, e li ferma.

Per amore de' Santi, disse la misera, *recatemi
qui vicino da un mio conoscente; egli, son sicu-
ra, che mi accoglierà:* voltarono brontolando per
l'Infrascata al luogo da lei indicato; al luogo che
non avrebbe mai scelto la ben educata giovine a
costo della vita, ma bilanciò secondo le sue idee
tra le tormentose scene d'un ospedale, e del suo
onore, e prescelse quest'ultimo.

Stava il fidanzato seduto ancora a tavola inebriandosi alla vista di un bellissimo *sofà* da esso com-
prato in quel giorno: *Oh è una bella spesa! ella
siederà là, e questo letto!... sì, voglio farle delle
gratissime sorprese... Oh! Aprile, a che tardi?...*
ed eccolo interrotto nei suoi deliziosi pensieri da un

forte picchio alla porta : *Chi è a quest'ora?* Apre, e
vede un uomo di tristo augurio. *Signore, noi vi*
abbiamo recato una donna ... ma silenzio ... una
donna ammalata ... di quel brutto ... male, che
corre. — *Che donna?* — *Dice essere una vostra*
conoscente. Era ben lontano dal credere che quella
infelice era la sua fidanzata?.. e già spingea con le
brusche colui quando vide lo sventurato fratello di
lei, muto tremante come un accattone che aspettava
dietro a quell'uomo la sentenza della desolata inferma. Rimase egli allora come uomo che si sveglia e
non crede a sè stesso... *Voi qui* — *Carletto?* — *Sì !*
prorompendo in un pianto fin allora trattenuto, rispose il fanciullo. *Mia sorella è abbasso.* Precipita
le scale, la leva con le sue mani, la sostiene, la
porta di peso, i suoi capelli si confondono con quelli
dell'inferma, l'amore e la morte si abbracciano in
quel punto !

Essa posa su quel *sofà* ... essa giace su quel letto... ma qual diversità ! Il viaggio, il male, la ver-
gogna orribilmente aveano defatigata la misera.
Anzi ch'esser condotta all'ospedale sono da te,
mio amico.

Sono le tre dopo la mezza notte : il fidanzato ritorna con un medico. Il ragazzo sta nell'anticame-
ra : e posto avea il lume su quella soglia che divide
le due stanze. All'arrivo di questi quel misero pone
un dito su le labbra, a indicare silenzio. *Ebbene?*
Tua sorella ? — Riposa... è un pezzo che non si

lagna più. — Ah!... — Silenzio, non la svegliate:
ella dorme. — Il medico vuole impedire all'amico
quella vista, ma egli si slancia in quella funesta camera. Sul bianchissimo letto contrasta la di lei ne-
gra veste; bianco è il viso, e gli occhi volti al cielo; un braccio pende dalla sponda; l'altro posa sul
petto; i pugni sono stretti: in uno sta l'immagine
di S. Filomena; nell'altro il ritratto del Fidanzato.

LE PAURE

(18 OTTOBRE)

—◦—

La paura è un gigante lento lento,
Che trema tutto, eppur fa da feroce;
Rivolge in giro cento occhioni e cento;
Le orecchie aguzza ad ogni moto e voce;
Se lo senti parlar, arde e distrugge;
Se deve oprar, mette gli sproni, e fugge.

DITIRAMBO DI T. D.

Dopo questi primi e pronunciati avvenimenti, la paura s'impadronì di quasi tutti gli animi. A chi era dato dalla fortuna di spatriare, popolò Castellamare, Portici, Capodimonte, il Vomero, la Renella e tutti i contorni di Napoli. In un sol giorno, furono spediti 400 passaporti per le provincie, e tutti fuggivano, e si sparpagliavano pel regno, e quei che rimaneano facendo della crudele necessità una virtù, coprivano col manto di un simulato disprezzo la paura. E quindi provvisioni per evitare il consorzio, come in tempo di assedio; quindi gli amici nel voluto segno di stima e d'amicizia incontrandosi non più stringeansi le destre; quindi nelle case il cloruro di calce, l'aceto dei quattro ladri, la canfora, l'acido acetico, la pece abbruciata tramandavano un puzzo insoffribile, male forse peggio-

2.

re del *Colera* istesso che annunziava l'animo pauroso de' costernati cittadini astretti tra la morte e la
vita. Quindi i balconi chiusi, le mense frugali, una
non comandata ma bene osservata quadragesima.
Napoli per la prima volta conobbe e venerò la santa
virtù della temperanza.

Nelle strade crocchi di donnicciuole, una ne chiama cento come augel per suo richiamo: ma queste
tumultuose adunanze crescono, prendono tanti svariati colori, come quei globetti di acqua a sapone,
e svaniscono in un atomo.

Ecco là un consulto di medici; chi li raduna? un
timoroso: egli è pallido, indisposto; il *Colera* sta
per afferrarlo. Che cosa ha egli? per troppa temperanza non mangia da due giorni; se non muore
di *Colera*, certo morrà di fame.

Ecco là un uomo svenuto. Tutti vorrebbero aju-
tarlo, ma la pietà è vinta dalla paura. Un salasso,
un medico, un vomitivo, un prete almeno! Egli
scioglie una cravatta piena di cloruro, ecco ciò che
l'ha fatto svenire; riso universale: non era *Colera*, era paura!

Ecco un vecchio nerboruto come Bacco disteso
a terra e colla schiuma in bocca, che mena pugni
e calci alla disperata. Oimè! quell'infelice è certamente un coleroso? No, è un maligno pitocco, che
fa tutti gli sforzi per non essere condotto all'ospizio. La Paura questa volta ha fatto travedere anche me.

(19 OTTOBRE)

Passeggia per le camere smanioso uno che teme fortemente il *Colera*, a cui fa balzare il cuore ogni suono funesto de'campanelli : egli ad ogni istante tende l'orecchie, quasi da mattina a sera sente lontano lontano quel lugubre tintinno. *Mio Dio! Napoli tutta muore in questo giorno! — Che il cielo non voglia*, risponde la moglie. *Che non odo io quel terribile suono? — La paura ti ha guasto l'udito; sono i martelli di un fabbro;* e dopo un momento: *Ora però non m'inganno. Ecco il suono!* La serva apre la finestra, e dice: *È un asino che traballando corre carico di barili.*

È un nuovo suono di campanelli : vuole assicurarsi cogli occhi propri. Sono le capre. *Il diavolo questa sera si è unito con la paura*, disse il codardo, e serrò.

Un poco di Laudano chiede un pauroso pallido ad un farmacista. *— Che avete? — Apri e lo vedrai, dammi un poco di laudano;* e quanti si ritrovavano colà aprono un dopo l'altro la porta, e ritirandosi timorosi, chiedono vicendevolmente del laudano; *ma che diavolo v'è là fuori*, dice il Farmacista, e si affaccia anch'esso. Era una *diligenza* scambiata agli occhi di quei timidi dalla paura nell'orrido carrettone. Un chirurgo chiamato a guarire un coleroso si stropicciò mani e viso col cloruro di calce, che sembrava un morto. La Paura colse due prede con un sol colpo, fece morire di spavento l'ammalato, ed accecò il Chirurgo.

Nella notte madre e nutrice delle Paure molti balzavano da letto esterrefatti, e forsennati correvano le stanze credendosi attaccati dal *Colera*, e vi fu perfino un giovine studente, che trovandosi solo, spinto dalla paura, si recò all'Ospedale degli incurabili a notte inoltrata dandosi per coleroso: esaminato, fu espulso, ed inviato a quello di Aversa.

Tale governo facea l'accesa fantasia su la più parte in quei giorni; ma a confessare la verità, se il morale agiva sul fisico, il fisico non meno agiva sul morale, poichè fu un fenomeno costantemente osservato che quasi tutti furono chi più chi meno travagliati nelle viscere.

In questo stato di cose ciascuno si ritirava alla propria abitazione di buon'ora per la tema che il *Colera* non l'afferrasse per la strada. Deserte erano le vie di Napoli, ed io sol uno nell'alto della notte tornando a casa

> Mi apparecchiava a sostener la guerra
> Sì del cammino e sì della pietate,
> Che ritrarrà la mente, che non erra.

I FIGLI DEL NEGOZIANTE

(20 OTTOBRE)

————

.....Com'è di più stretti congiunti
Antica usanza, volto i volti in dietro,
Tenner le faci e dier foco a la pira.

VIRGILIO.

La notte dei 20 ottobre è già nel mezzo del suo cammino: Toledo è tutto silenzio, tenebria profonda rotta di tratto in tratto dal lume de' sospesi fanali. Ecco il lontano e lento procedere di mille faci, il cigolare di un cocchio, lo scalpitar de' cavalli. Una sommessa prece?.. chi rompe questa quiete? è una visione? Sono l'anime de' grandi, che malgrado del santo divieto, pomposamente conducono alla tomba un nobile estinto? — Certo è un convoglio funebre. Gente mesta vestita a bruno co' ceri lo accompagna. Chi siete voi? *I figli del Negoziante...* E questi?.. *nostri congiunti, e amici ...* E nella bara in quella carrozza a lutto? ... *Nostro padre.* — *Oh generosi giovanetti! io m'accompagno con voi.* Un servo mi porge un acceso torchio, e seguito fra le pie querimonie il feretro. Qual maestoso e commovente spettacolo! ed in qual tempo! — Noi passammo l'abitato: ecco la pianura del Camposanto: questa è la nostra meta. Tutto era colà disposto. Quei sventurati figliuoletti levano la bara, le danno l'ultimo addio, e singhiozzando la consegnano. Nessuno poteva trattenere le lagrime. Su quel vasto piano un estinto e cento dolenti! I servi staccano i cavalli dalla carrozza, che rimanea come corpo senz'anima: essa non dovea e non potea pel contagio servire più a persona, era questo il convegno. Il Primogenito vi sottopone la torcia accesa, tutti gli altri fanno lo stesso. Ben tosto il cocchio cominciò ad ardere, e tutti partimmo. L'orrore della notte era dissipato da quelle fiamme che irraggiavano l'opposto monte. — Forse mai una Pira più bella e generosa non videro la Grecia, ed il Romano impero nella loro grandezza!

LA STRADA PORTO

(21 OTTOBRE)

—◆—

Sol per tutto un bisbiglio, ed un terrore,
Un domandare, un sogguardar sospetto,
Una mestizia che ti piomba al core.

MONTI.

Dov'è quell'avvicendamento di persone, di vet-
ture, di carri, di animali da trasporto? Dove quel
continuo schiamazzo delle voci dei venditori, delle
grida dei facchini, dei carrozzieri, dei vetturali?
Dov'è Porto insomma, quella strada tutta vita,
tutta moto? — È silenziosa e deserta. — Il mercante
siede pensoso nella sua bottega; l'artigiano lavora
macchinalmente; il venditore girovago ritto e con
le braccia incrocicchiate sul marciapiede guarda
le sue merci invendute; la donnicciuola abbandona la rocca ed il fuso; il *lazzarone*, quell'uomo
operoso, spensierato, epigrammatico si appoggia
inerte e malinconico al muro; ed i fanciulli ancora, quasi consci della sventura che loro pende sul
capo, stanno quieti e taciti presso la madre. Di tratto
in tratto si vede qualche aggruppamento di persone che parlano sommesse e con mistero. Quella gio-
condità di fisonomia, quel vivo gesticolare, quel
sonoro e rissoso parlare, quei motti arguti, il bor-

bottare dei vecchi, la baldoria dei giovani, il cicalio delle donne, tutte le caratteristiche infine
dei nostri popolani sono sparite, ed attoniti come
Baldassarre all'apparizione dei tremendi caratteri,
sono compresi da un pensiere, da un pensiere solo: Il *Colera!* — Si unisce ad accrescere la tristezza di questa strada l'esterno dei palagi, le cui finestre sono affatto chiuse. Non un volto vi si affaccia,
non un pannolino vi si appende a prosciugare, i
fiori stessi, predilezione delle donne, s'inaridiscono
non inaffiati ne' vasi. — Un grido nella casa fa spa-
ventar tutta la famiglia; un rumore nella strada ri-
chiama gli sguardi di tutti verso il luogo donde è
partito; una persona che corre attira l'attenzione di
ognuno; un agente di polizia fa tingere di pallore
tutte le fisonomie. — Il silenzio della strada vien
rotto di tanto in tanto dai passi di qualcheduno
che la scorre cauto e timoroso, dai carri carichi
delle masserizie di coloro che sloggiano. Questi con-
traccambiano delle occhiate con quelli che restano. La compassione è nei primi, un sentimento
d'invidia nei secondi; ed il carro che si allontana è
accompagnato dai soffogati sospiri di questi ultimi. Questa strada sembra votata all'ira di Dio. È
la terra maledetta che tutti fuggono, tutti abbor-
rono. — Il cielo è placido e sereno: un azzurro senza macchia fa risplendere di tutta la sua luce il sole
di autunno, un soave venticello dolcemente spira.
Il giorno è uno dei più vivaci della stagione. Ep-

pure quel cielo, sotto la cui volta serpeggia un incognito e micidiale veleno, sembra l'amico traditore che ti sorride, ti stringe la mano e macchina di perderti; quel giorno sì bello è per la mente di tutti una terribile notte di Young.— Nessuno osa interrogare l'altro. Accusare un malessere, è un delitto, è la squilla dell'allarme, è l'annunzio di morte. Si occulta anche ai più cari la propria angoscia, temendo che il soverchio amore, o l'imprudente zelo possa tradirli; ed intanto si soffre, si cammina a gran passi verso il sepolcro, si muore e si tace! E fortunato si stima colui che può morir nel silenzio ed inosservato. La idea delle precauzioni sanitarie ha sbalordito la mente di tutti in modo che poca paglia si preferisce ad un morbido letto, un umido sotto scala ad una ben addobbata stanza, l'abbandono ai soccorsi dell'arte, la morte infine fra le proprie mura alla guarigione nell'Ospedale de' colerosi!

BASILIO

(22 OTTOBRE)

La sorpresa fu tal che lo gelò,
E a bocca spalancata lo lasciò.
GREPPI.

BASILIO era un di quei tanti provinciali studenti,
che vivono a dozzina nelle case che non appariscono, ma pure fanno l'ufficio di Locanda. La mattina dei 22 ottobre egli si alza di buon'ora, come avea costume, e vien tentato dal diavolo a prendere un vomitivo, che sin dalla sera precedente si avea preparato come preservativo della malattia dominante, ma cautelatamente per non isvegliare il compagno che dormiva nella sua stanza. A' primi sonori conati di Basilio, quell'altro spalanca gli occhi, e lo vede colle nerborute braccia appoggiate sul letto con un bacile sulla sedia, in quella tristissima situazione: spaventato questi si drizza sul guanciale: e *che hai tu dunque? o Basilio!* — *Non vedi che* ... e non potè proseguire, poichè un nuovo impulso glielo impedì. Il pauroso compagno per tema di restare attaccato dal male di cui quel vomito gli parea infallibile indizio, si vestì alla meglio, tolse il suo fagotto, e volse le spalle: fuggendo, al povero Basilio neppur disse addio. Paga il Lo-

candiere, dicendogli : *io son costretto a partire per non rimanere appestato nella tua Locanda da quello sciagurato di Basilio, che giace là fulminato dal Colera.*

La voce si sparge in un baleno, i nomi di Basilio, e di Colera risuonano per tutta la locanda; tutti gl'inquilini fuggono, lasciando soli e deserti il Locandiere e la moglie, la quale spaventata crede il miglior partito esser quello di denunziare a chi si aspettava lo sventurato Basilio ; mentre desolato il marito si aggira per le vuote stanze querelandosi con la sua mala fortuna che in quel trambusto pochi, o nessuno gli avea pagata la pigione, e rifugge d'avvicinarsi alla terribile stanza del creduto ammorbato. Ecco tacitamente i Gendarmi, la guardia sanitaria, ed altri imbacuccati orribilmente in vesti impeciate da metter spavento al più intrepido. — *È morto ?* — *E chi lo sa ! è là nella sua camera:* tutti si avanzano con le dovute cautele, strofinandosi le mani con l'aceto de'quattro ladri, e con la canfora in bocca, aprono pian piano la porta. — *È morto e giace sul letto* — *No, è moribondo, si muove ancora :* con quel sordo mormorio Basilio tranquillamente riposava : grida un — *Chi va là ?* d'uno Svizzero in sentinella — *Parla, ma la voce gli trema* — *Come state ?* — *Meglio ora che mi sono vuotato lo stomaco* — Ed ecco una voce nasale che seguita ad interrogarlo da lontano da sembrare due bastimenti in alto mare, che si

parlano col portavoce — *Vi sentite dolore grava-*
tivo di capo? — No — *Susurro agli orecchi* —
No — *Offuscamento mentale? abbagliamento di*
vista? — *Io ci vedo benissimo* — *La lingua umi-*
da, grossa? — *Io no* — *Dolore gravativo nelle re-*
gioni renali? — *Che il cielo mi guardi!* — *Sete*
ardentissima? — *No, vi dico* — E tutti allora si
ritirano alquanto dalla porta, e confabulando a
bassa voce, dicendo che egli si escusava per non
esser condotto all'ospedale. *Sì*, soggiungea il Locandiere, mettendo le mani a' capelli, *costui vuol*
finire di assassinarmi. Poi fattisi nuovamente alla
porta: — *Olà bel giovine, fatevi coraggio, al-*
zatevi alla meglio, abbasso vi è la carrozza: vi
si condurrà, dove potrete avere i pronti e neces-
sari soccorsi — *Dove volete condurmi?* — *Oh*
bella! all'ospedale. — Basilio come un demoniato
allora balza da letto, lo che fece spaventare tutti,
e si affrettava ad uscire. Due schioppi gli furono
di fronte con un terribile *alto là* — *Ma che s'in-*
tende, — cambiando tuono disse il misero — *Voi*
siete attaccato dal Colera — *Io posso farmi qui*
una contradanza — e si accingeva a ballare. Il
medico per assicurar meglio lo fece condurre a Nisita: Basilio strepitava, maledicendo il vomitivo;
ma gli convenne ubbidire. Egli poscia fu posto in
libertà; ma non tornò più in quella locanda, e con
lui tutti gli altri forestieri.

IL CARRETTONE

(23 OTTOBRE)

Cupo romor mi agghiaccia il sangue!... fermasi
Il nero carro; quindi il traballante
Lentissimo cammin riprende: — tosto
Rifermasi; un piombar breve s'ascolta
Di corpi sovra altri giacenti corpi,
Ed un serrarsi più distinto e breve
Di coperchio su d'essi... Ecco di nuovo
Il cigolio delle pesanti ruote
Destar tremore alle sbarrate porte,
Ed impietrarne di chi l'ode il core.

B. Miraglia.

Gli orologi l'un dopo l'altro mi annunziano le undici della notte, ed io men torno tutto solo alla mia abitazione volgendo in mente la pubblica calamità. Quanti padri piangono a quest'ora sul destino de' figli, quanti figli sul destino de' padri! ma è vicina al suo termine anche questa giornata, non funesta per me!... Quelle strade erano deserte, e solo di lontano un leggiero calpestio di pedate rompea quella malinconica notturna quiete. Ecco a me d'incontro un lume, un giovanetto scalzo, e due avvolti nel mantello, che precedono una bara su le teste di due facchini, non ben serrata, da cui usciva poca paglia. Io mi fermai finchè passò quel silenzioso e tristo spettacolo. Ahi quel misero parte dal mondo come un naufrago assorto dal vortice dell'oceano! Non una croce, non un pubblico compianto, non le preci di cui si onorano gli estinti! Quando ecco di lontano nel piano di S. Anna una torma di gente uomini e donne frammisti in cerchio guardare con massima attenzione non so qual cosa. È quello un Viatico? ma nessuno in ginocchio prega! nessun suono di campanelli! Mi avanzo, e quei circostanti tutti immobili teneano la bocca, e le narici turate, altri col fazzoletto, altri con la mano. Due lampadi rifletteano il lume sopra due bianchissimi cavalli che faceano un violento contrasto col nero carrettone a cui erano attaccati. A quella vista io rallentava a poco a poco il passo. Il grande coverchio era alzato, ed in mezzo a quel bujo sorgea un uomo dalla cintola in su come spettro da una tomba dischiusa.

Egli andava rassettando colà le bare, che a gran fatica un altro gli porgea. Il profondo silenzio di tutta quella moltitudine atterrita, ed attenta a quella funerea scena era rotto dalle parole de' becchini. *Tieni, aspetta, adagio, c'è un altro pezzo;* così chiamavano quei sciagurati i cadaveri. Io era già presso ad una giovanetta di 15 anni in circa, e gli chiedea macchinalmente: *I Colerosi?* Abbassò ella il capo senza togliersi la mano dal viso. Udii piombare intanto una bara dentro il funebre carro; sorgea confitta accanto dell'Auriga una croce di ferro, che diede col tintinno un suono quasi eco della divina giustizia. Come se quell'aria incominciasse a contaminarmi io affrettava a togliermi da quel luogo, e vedea spuntare dell'altre bare. , . . mentre saliva su per l'erta strada Salita S. Mattia mi percosse un'alta e stridula voce : *Chi ha più morti? chè il Carrettone parte.*

Io intesi il rumore delle pesanti ruote, e spaventato mi raccolsi in casa.

L'indomani ad ora ben tarda ripassava per quella via, e mi precedea una donna misera e addolorata, un'altra che mi parea sua congiunta o sorella la confortava.

Gli artigiani al mirarle, compassionevoli sospesero il lavorio. I miei sguardi s'incontrarono con quelli di un vecchio, che si stringea alle spalle, e con un sospiro li rivolse al cielo.

LO STUDENTE CALABRO

(24 OTTOBRE)

———

Voi se pietà sentite
Del misero germano,
Voi la paterna mano
Baciategli per me.

METASTASIO.

LA notte de' 24 ottobre a Porto una scena lugubre
si apre alla mia vista; essa rappresenta una camera
modestamente ammobigliata, una piccola scansia,
una tavola cospersa di libri e di carte, un lume e
tre giovanetti seduti ed intesi allo studio. Il più
grande è dell'età di 24 anni, e vi presiede come
capo di quella famigliuola; egli si alza in piedi, e dice : *Io non posso più applicarmi, un dolore fierissimo mi percuote le tempia.— Andiamo a cena,*
riprende il più piccolo, *che ti passerà — No, non ne
ho voglia, rileggi la lettera del nostro buon padre;*
e gl'indica un foglio spiegato su la tavola; *fa che
la senta anche nostro fratello:* e si legge. « Per
» istrada mi era giunta notizia che alla mia partenza
» da costà si sia sviluppato il terribile morbo del
» Colera : partite subito, miei cari figli, salvatevi
» da questo flagello, e si perda tutto ; il mio *corri-*
» *spondente* vi darà il denaro pel viaggio ; partite :

» venite a raggiungermi; io ve ne prego; io ve lo
» impongo colla mia paterna autorità. E vi era un
» poscritto. » *Partite, partite, partite. Lauria li
16 ottobre.* — Durante questa lettura, il fratello
maggiore tacque; ma un pallore si andava spar-
gendo sopra il suo volto, un sudor freddo per la
fronte, un tremito faceva oscillare le sue fibre,
egli serrava fortemente i denti per rattenere l'immenso dolore: non appena terminata la lettera, gittò
un grido così acuto e stridente, che spaventò i suoi
fratelli. *Oh!* esclamò, percuotendosi fortemente la
guancia, *ti sta bene figlio disubbidiente! Maledizione paterna non cadere sul mio capo mentre
io muoro!* e cadde su la sedia. — *Non adirarti: domani partiremo—Domani?*..con un riso tristo convulsivo malinconico che tutta racchiudea la potenza
del mortifero male, *domani*, rispose, *partirò io
solo:* girò intorno lo sguardo a quella trista abitazione, e si spiegarono sul misero tutti i più terribili
sintomi dell'inesplicabile morbo. Quei sventurati
non sanno a qual partito appigliarsi; imprudenti di-
sprezzatori del *Colera,* non avean provveduto neppure di olio quella funestissima notte, e disperati
si aggiravano intorno al fratello che nel massimo
abbattimento li confortava dicendo: *Via, non è
nulla! non è che la morte.*

Il più piccolo finalmente esce in traccia di un
medico... di un soccorso... ma dove? Per colmo
di sventura piove: nera era la notte, nere le stra-

de, nerissimo l'animo di quel deserto giovanetto.
Esce da quel laberinto di vicoli oscuri, stretti, fan-
gosi, non vede che un solo cane bianco che attraversa la strada Forcella, si affretta; e come Dio volle, eccolo alla porta del *corrispondente* calabrese;
bussa, ma invano: era per paura del *Colera* fuggito
a Castellamare. È notte profonda! egli torna più
desolato che non ne partiva. Sul limitare di sua casa trovò un uomo avvolto in un mantello nero: era
un sacerdote accorso al grido di quei sventurati;
gli parve di vedere un Angelo sceso dal cielo. *Chi*
piangè qui? — Sono i miei fratelli, Signore, aju-
tateci. Quel sant'uomo non disse nulla; ma si affret-
tò col giovanetto alla trista dimora.

Il moribondo tenea gli occhi affondati nell'orbita
fisi alla sua prediletta scansia di libri, e pronuncia-
va con voce rauca queste dolorose parole: *tredici*
anni di fatiche! e mosse un profondo sospiro —*Fra-*
tello, così ci lasci in una terra straniera? — Iddio
mi chiama: e nuovamente lo sguardo si ferma su la
scansia. *Tredici anni! ah! e tanta spesa... al mio*
povero... padre per un figlio disubbidiente — Con-
solati, chi sa.. — Chiedete la benedizione a mio
padre per me ... recategli la mia laurea... io non
posso... offrirgli altro... L'agonia di morte gl'im-
pediva di dire oltre: il sacerdote l'assolvè dei suoi
peccati; i due fratelli lo abbracciavano sì che erano tre corpi in uno; il lume si spense; ma il giorno de' 25 ottobre rischiarò questa terribile scena.

I VELENI

(25 OTTOBRE)

—◦—

> » Guai se in caso di pestilenza d'uomini o
> » d'animali si caccia una di si fatte immagina-
> » zioni in capo il matto popolo. Non c'è maniera
> » di farlo discredere, e facilmente si va a so-
> » gnar dei delinquenti, e a levar loro la vita.
>
> Mur. Ann. d'It. a. 1310.

La storia dell'uomo spogliata della pomposità de' scrittori è sempre la medesima. Questa immensa famiglia sparsa su la terra, posta in simili e perigliose circostanze non pensa, e non agisce che in un modo. Quindi fu che in Francia nella peste de' buoi del 1310, si sparse la voce esser originata quella mortalità da polveri avvelenate. In Milano nella peste del 1630 la plebe attribuì agli Untori i mali che soffriva. In Parigi all'apparire del *Colera* si credettero dal volgo avvelenate le acque de' pozzi: lo stesso pregiudizio s'introdusse in Ispagna: e così abbiamo veduto fra noi la sciocca credenza de' supposti veleni divulgata con tanta persuasione, che anche uomini di buon senso vi prestavano fede. Gente qua e là radunata non tenea che un discorso: — *È arsenico!* Parola più tremenda del *Colera*. Sventuratamente i sintomi che spiega tal veleno sul corpo uma-

no consimili a quelli del *Colera* convalidavano questo giudizio. E guai a colui che cercava dissuaderli :
correva pericolo di esser creduto complice di avvelenatori.

Lo stato degli abitanti di Porto era affatto can-
giato da quello che noi descrivemmo di sopra. Non
più quell'abbattimento di animo, quella inerzia,
quella rassegnazione, ma invece i venditori si affac-
cendavano a coprire le merci; i loro garzóni stavano guardinghi, onde preservarle dagli attentati dei
supposti avvelenatori; e tutti correvano solleciti a
vendicarsi di taluno che inconsideratamente eccita-
va il loro sospetto. Quanti inconvenienti non pro-
dusse un tal radicato pregiudizio! Quanti innocenti
non furon per, rimaner vittima dello sdegno di quei
popolani! — Ma tiriamo un velo su di quest'epoca
infelice; chè la penna mal si presta a descrivere i
funesti effetti di quella malagurata credenza.

Ella però servì di antemurale alla paura della
malattia; non era più il *Colera* che uccideva; era il
veleno sparso da per tutto : nelle carni, nel pane, nel
vino, nel pesce, nella frutta; tutto era veleno. Si
mangiava poco, e con precauzione. Le menti erano
in delirio.

In questo giorno una donnicciuola pallida, smunta
e quasi moribonda stramazzò in terra: — *Che hai ?*
— *Ti senti male ?* — *Un soccorso !* — Queste ed
altre simili parole venivano profferite con quel caldo
sentimento di umanità che distingue il nostro volgo,

da molta gente che le si era affollata d'intorno — *Non vi spaventate*, rispose la misera con debole accento, *è la fame che mi ha ridotta in questo stato. Non mangio da due giorni.* — Ecco un affaccendarsi per procurarle un ristoro; ma ella rigettò tutto quello che le veniva offerto dalla pietà di coloro ch'erano intenti a soccorrerla; gli occhi semispenti si aprirono al terrore, e con voce tremante proruppe: — *Io mangiare! No! voglio morire di fame, ma non avvelenata. Mia madre per aver l'altro giorno mangiato un pane, un'ora dopo non era più! Povera madre mia!* E qui un dirotto pianto irrigò le sue gote, alterate dal dolore e dalla fame — A queste parole gli astanti si ristettero, muti si guardarono in faccia, chi crollando il capo, chi abbassando gli occhi al suolo, chi innalzandoli al Cielo in atto di preghiera, e chi stringendo i pugni e mordendosi le labbra scuoteva la testa in atto minaccioso; ma un sentimento solo parlava nell'animo preoccupato di tutti — *È vero! Noi siamo vittime del veleno!*

IL REGALO
DEL GIORNO ONOMASTICO
(26 OTTOBRE)

Allora dalle case infuriando
Uscian le genti, e si fuggia smarrita
Da tutt'i petti la pietade in bando.

MONTI.

COL cuore in festa, un buon marito artigiano torna a casa il giorno onomastico di sua moglie, e dispiega su la tavola un fazzoletto con dell'uva bella, fresca, vermiglia da far gola. Quell'orgogliosa si annebbia, e crucciata a lui rivolta: *È questo tutto il regalo? uomo da niente, al diavolo tu e l'uva:* e la fa volare dalla finestra. L'uva cadde nella strada sporca e fangosa: un ragazzo che la vide, correva a raccorla; quand'ecco d'improvviso terribile voce suonargli alle spalle: *Che fai? è veleno!* a quella parola escono donne, uomini, fanciulli seminudi, scalzi, discinti, scapigliati: consideravano quell'uva misteriosa attoniti ed esterrefatti, come quel filosofo nell'isola deserta mirava su l'arena segnata una figura di geometria. *Ecco poi se non è vero? Là confetti avvelenati, qua uva: per tutto veleno! Che il cielo ci liberi! Ma chi l'ha gittata oh! si pentirà!* gridò uno, e partì. *Maledetti avvelenatori, infami, assassini, appiccarli, squartarli vivi:* ed ecco un uomo a cui spettava d'invigilare al pubblico bene : *Chi ha trovato per il primo quest'uva ?* e gli fu tratto innanzi il ragazzo tremante e cencioso. *Tu l'hai gittata, birbante?* — *No,* piangendo il miserello, *io la vidi cadere di là ;* e indica un'alta finestra ; ed eccoli tutti come una torma di stornelli alla porta dell'artigiano. Stanno il marito e la moglie all'ultimo d'un duetto, al quale nè Glück, nè Donnizzetti potevano mettere note più vibrate e spiccanti, nè la Malibran, e Lablache potevan dargli miglior esecuzione , quando vien fortemente picchiato. *Ah! vile ! hai fatto correre la guardia !* disse la superba moglie, ed aprì. — *Hai tu gettata quest'uva?* — *Io, no ... mia moglie ...* — *Perdonate, mi uscì di mente il divieto di lanciar robba dalla finestra.* — *Quest'uva è da te avvelenata* — *Io ? che Dio mi guardi !...* e così dicendo a provare la sua innocenza, a schivare la prigione, si fa a mangiare quell'uva brutta, pesta e fangosa, che disprezzò nitida e bella.

Tutti allora confusi e paghi si ritirano.

Il marito sorridendo disse : *dolcissimo gusto dovea avere quell'uva sporca!*

La moglie : *Era un degno regalo di mio marito nel giorno del mio nome !*

———— ❦ ————

IL SOVRANO E IL POPOLO

(27 OTTOBRE)

Era un fremito rabbioso,
Un'angoscia disperata,
Era un urlo spaventoso
Della plebe infuriata.
La paura, la minaccia
Traspariva in ogni faccia:
Ma del Sire i miti accenti
Confortaro quelle menti.
Solo un detto affettuoso
Diè la calma ad ogni cor.

TRINCHERA.

La falsa credenza del veleno non era più un sospetto che si affidava all'orecchio dell'amico, non era più una voce che susurrava soltanto fra le mura domestiche, ma una certezza fatta ormai di ragion pubblica. Come cancellare questa fatale idea scolpita profondamente nell'animo di molti? Un solo ne calcolò le triste conseguenze, escogitò il mezzo da rimuoverla, lo eseguì, ne ottenne pronto e salutare lo effetto. — Nelle grandi sventure, nelle pubbliche calamità la presenza di un Sovrano amato è come quella del sole,

Che mena dritto altrui per ogni calle.

E tale apparve il Magnanimo e Benefico Ferdinando II in questo giorno di tristezza e di comune miseria. Egli dopo aver visitato gli ospedali dei colerosi, scendeva dal suo real cocchio, discorreva la lurida strada di Porto, ove infieriva il morbo, e con l'egida dell'amore di un padre veniva a confortare le sgomentate menti di que' popolani — « Ferdinan» do II (narrava a tal proposito degnamente il giornale officiale) « si mostrava al suo popolo pieno della » sollecitudine di vero padre. Egli diceva a tutti con » sguardi amorevoli, come l'Edipo di Sofocle a'Te» bani in una calamità consimile — *Figli, io non* » *mando già ad informarmi de' vostri bisogni, ma* » *vengo a vederli con gli occhi miei propri* — Al suo apparire una voce passò di bocca in bocca e discorse in un momento quell'ampia contrada dall'un capo all'altro — *Il Re!* — Tutti coloro che si trovavan nella via gli correvano all'incontro ; i mercanti, gli artigiani si affacciavano al limitare delle loro botteghe ; i ragazzi si rampicavano su le imposte degli usci, su i banchi dei venditori; le donnicciuole alzavano i loro bambini su le braccia; gli abitanti delle case spalancavano le finestre che il timore del miasma teneva chiuse da tanti giorni. — Era una gioia, un giubilo, una festa generale vedere un Sovrano, che col trono aveva ereditate tutte le virtù de' suoi Augusti Maggiori, sfidare un male che si credeva contagioso, per venire a visitare i suoi sudditi. E sì che le fisonomie di quella gente, poco prima sbigottite, abbattute, minacciose ritornarono ad un tratto liete e tranquille. Egli parlò al cuore di tutti come il lume al viandante smarrito nella foresta in una notte tempestosa. La gente si affollava al suo passaggio, la calca cresceva di momento in momento, come l'onda ingrossata da' ruscelli vicini, e tutti commossi, confusi per questa novella prova della bontà del loro amato Sovrano non sapevano formar parola ; ma gli occhi, ah sì gli occhi! parlavano ad un tempo la maraviglia, la riconoscenza, il rispetto — Egli maestoso procedeva circondato da tanti cuori affettuosi: gittava a tutti occhiate di amore, sorrisi, e raccoglieva lagrime di gioia e di tenerezza — In mezzo a quella moltitudine si alza finalmente una voce — *Maestà, noi moriamo avvelenati!* — *Ed io sono con voi*, rispose il Magnanimo, *se Iddio così ha prefisso* — Ecco mille voci soffogate dal pianto ripetere dovunque, come l'eco della ripercossa valle, come l'inno degli Angioli al Creatore : *Benedetto! Benedetto! Benedetto!*

Da quel giorno allo sgomento successe la fiducia, alla disperazione la speranza, all'ira la rassegnazione.

LA MOGLIE DEL PILOTA

(28 OTTOBRE)

> Gran mistero è la vita, e no'l comprende
> Che l'ora estrema.
>
> MANZONI.

O amor materno! tu grandeggi a misura che il pericolo della prole si accresce, tu risplendi con più vigore nel tempo più difficile e calamitoso per essa.

O amor materno! tu svegli la misera moglie del pilota più che le alte e sonore grida della tumultuosa plebe di Porto. Per te balza dal letto, per te stringe ad un'idea tutte le sue idee, tutti i suoi mali, al pensiero dei figli ... — *I figli miei, gli amati figli!* sono queste le voci che fa risuonare per le tristi pareti della sua deserta abitazione. Avviluppata alla meglio nelle sue vesti, per te prende fra le braccia una bambina, precipita le scale, lascia spalancata la porta, attraversa un'immensa folla, e giunge là dove i tre ragazzi con altri cento sono intesi allo studio. Vede i suoi diletti figli ... li conta con lo sguardo. — Una gioja, un sorriso, un abbraccio, e li strappa da quel luogo. È tanta la celerità che non dà tempo a quel maestro di scuola a chiedere la cagione di questa inusitata scena. Per vicoletti non frequentati, attorniata da quei miserelli, che a gran stento possono seguire i rapidi suoi passi, li conduce prontamente dalla suocera. Pallida scontrafatta trafilata sfinita dal male e dallo spavento, può appena pronunziare queste parole: *Conservate a vostro figlio questi orfanelli. Essi non hanno più madre!*.. vuol posare sul loro capo le mani per benedirli, ma fulminata dal terribile *Colera*, stramazzò a terra per non risorger mai più. Oh amor materno, affetto onnipossente e sublime! posto dalla natura nel cuore de'viventi a perpetuare le generazioni, come la gravità nei corpi a mantenere l'equilibrio tra le immense masse e i loro centri, tu bello traspari in mezzo alle sventure, come i raggi del sole fra le squarciate nubi!

L' ORDINANZA

(29 OTTOBRE)

———

E scioglie tanti nodi un foglio solo.
METASTASIO.

Il popolo che accorre a leggere ogni avviso , e che lo abbandona come una bottega screditata, quando non gli appartiene, si affolla e si aggruppa a quello scritto che parla della sua salute e tranquillità ; un tale editto ha sempre i suoi avventori da mattina a sera.

Non mai ordinanza di polizia ebbe tanti lettori quanto quella del succennato giorno. La gente vi corre come uno sciame d'api fuggito dall'alveare ; vi si attacca, vi si ammonticchia e aggruppa ; i lontani, o quelli che non sanno leggere, chiedono ai più vicini con ansietà che cosa contiene. È un ordine emanato dalla Prefettura a fine di frenare le tante dicerie popolari dei pretesi avvelenamenti ; è una saggissima ordinanza che pone silenzio sotto pena di carcere e battiture a tante assurdità ; è una dichiarazione di guerra contro il morbo micidiale , e il popolo sofferente.

Quasi un'intera città , che avea pur veduto cadersi morto sotto gli occhi l'amico, il padre, il figlio, il congiunto vittime del *Colera*, non era pienamente convinta di questa manifesta verità, e fluttuava almeno tra l'idea del morbo e del veleno; ma questo avviso squarciò la benda, e chiaro manifestò l'errore in cui essa vivea. Gli animi di tutti si raffermarono; questa benchè crudele certezza rese la calma ed il coraggio alla popolazione offuscata da false idee: il nudo vero spaventò meno che le larve della menzogna. Si conobbe qual era il certo nemico che si dovea combattere, senza errare più in una notte d'ignoranza di pregiudizio ad affrontare fantasmi e paure puerili, inventati dall'ignavia, o dalla malignità. D'allora in poi le cose tutte presero un ordine nuovo. I medici più coraggiosi di pria si prestarono alla guarigioné del morbo, gli ammalati furono più docili ed ubbidienti alle medele; i sacerdoti più operosi nell'amministrare gli ultimi conforti della santa religione e della cristiana pietà.

LA DELIRANTE E IL FANCIULLO

(30 OTTOBRE)

Delira: .... in fier consiglio
Ferma al morir sen va:
Ode il sospir del figlio,
Si scote ... il bacia ... e sta —

Infuria — e cade esangue
Ostia del suo furor. —
Piange, e nel pianto langue
Il filïale amor:

Qual giglio della valle,
Che il gelo inaridì,
Piange in deserto calle
Il giorno che morì.

Al filïale amore,
Ch'orbo di madre fu,
Iddio consolatore
Fe' madre la virtù.

A. MATTIS.

ELLA si sveglia dal suo profondo letargo, ella sospira, ma il suo sospiro non è quello dell'angoscioso affanno, ma del sollievo; la sua fronte si scalda, la sua fisonomia si ricompone, la faccia riprende il suo colorito, gli occhi acquistano il loro turgore, e ripresentano la loro ordinaria vivacità, e ritornano in avanti; la sua voce comincia a prendere la sua forza ed il suo tuono; il marito ed il figlio le stanno giulivi intorno a mirare quella reazione benigna della natura, con cui vien fugato lo spaventevole morbo asiatico. *È salva!* esclama il medico, e parte accompagnato dall'uomo che tanto palpitò per lei, mentre il ragazzo cade in ginocchio presso il letto dell'inferma, rendendo grazie a Dio, e piangendo di gioia bacia la mano materna, che pende dalla sponda.

Li 3o ottobre è un bellissimo giorno, ed ella è alzata, ed osa affacciarsi alla finestra che da S. Lucia domina l'ampio orizzonte della soggetta e ridente marina, e quella vista incantevole, compra a gran prezzo dallo straniero, anzi che commuovere il di lei cuore, lo conturba, l'attrista. *Quest'aria mi è grave, insoffribile: se tu non vuoi vedermi morire, strappami da questa malagurata casa, dove io mi sento come chiusa in un sepolcro.* Lo sposo si affretta a compiacerla, e parte. Ella si aggira smaniosa, e quel fanciullo, come un angioletto di Torwaltsen bellissimo di forme e d'occhi neri e vivaci la segue in tutti i suoi passi, e la serve in tutte le sue voglie. Ma una carrozza si ferma al palazzo: è quella che viene a toglierla di là. Il fanciullo lo annunzia : ed essa nella sua esultanza abbraccia e bacia il figlio, esclamando: *Ora tua madre è salva!* Non dà un addio, uno sguardo a quell'abborrita dimora, precipita per quanto può la lunga scala fuggendo, come lasciasse dietro alle spalle tutto il malore che barbaramente l'avea travagliata ; non è allegra, ma sdegnosa, e traluce in quella fisonomia un misto di compiacenza , di dispetto, e un non so che di feroce e di terribile: ascende sul cocchio , trascorre con impazienza le vie che conducono alla novella sua stanza: ma nel porvi il piede, un tristo augurio, un'oppressione, una mano di ferro le serra il cuore! Ella siede , tace, e volge intorno lo sguardo traviato. Il figlio è affacciato alla finestra: *Oh che bella casa! Mamma, qui guarirai.*Essa non risponde profondamente addolorata. La guarda con animo inquieto il marito: essa lo fissa, stende quanto più può le scarne sue braccia, e stringendo le aggruppate mani ai ginocchi da parere la figura di Arianna abbandonata del Correggio, mentre l'altro colle mani conserte al petto alla napoleona, silenzioso la guarda, temendo entrambi l'uno di domandare, l'altra di manifestare il malcontento che traspare ad ogni loro moto. Il ragazzo è posto tra l'uno e l'altra volgendosi e guardandoli vicendevolmente come per implorar pace; finalmente ella prorompe con una rabbia repressa: *Voi mi avete chiusa viva in un altro sepolcro!* — *Guardate prima l'abitazione.* — *L'aria non è soffribile, pesante, toglietemi di qua, conducetemi pure in una capanna, in un tugurio, ma strappatemi da quest'aere micidiale. Io respiro veleno.* — *Il vostro male è nell'immaginazione, calmatevi.* — *Sono io dunque pazza?* ed in ciò dire balza dalla sedia disperatamente. Il fanciullo che fino allora era rimasto muto e perplesso, si slancia ai piedi della madre in ginocchio a mani giunte pregando — *Tu stai male...tu vuoi morire mamma!* Ella si abbandona su la sedia: il marito per evitare contese esce commosso; e ne serra la porta.

Ella ricade nel suo solito atteggiamento. Un orribile pensiero traluce nella sua mente; ma è un lampo funesto che vien dissipato alla vista di quel-

l'amabile fanciullo; le lagrime spuntano tacitamente su' begli occhi di lui, ella lo contempla, l'abbraccia, e posa la sua pallida faccia su gli ondeggianti nerissimi di lui capelli. Poi una fiamma dal
cuore le ascende al capo, furiosa si scuote, scaccia
da sè il figlio, e s'interna nelle altre stanze volgendo in mente orribili pensieri. Mortificato e atterrito la segue coll'occhio quel miserello: ella rompe e strappa quanto le viene sotto la mano, e batte
i piedi e si scapiglia: poi resta immobile, forsenna-
ta . . . E torna: e un demone tentatore la insegue.
*Un momento e tutto finisce... io non posso soffri-
re più quest'aria.* E pone nella finestra una sedia;
lo sventurato fanciullo è al suo fianco. — *Mamma!
che fai?* Essa baciandolo: *figlio, tua madre parte. — Per dove? — Per colà;* ed alza l'indice al
cielo. E già un piede è su la sedia, e l'altro al suolo;
e già il suo corpo si bilancia tra l'aria e la terra,
come l'anima tra questa vita e la eterna. La trat-
tiene per le vesti il fanciullo per quanto possono le
sue forze gridando e piangendo: essa si scuote, si
volge, s'intenerisce, rientra, l'abbraccia e cade in
un profluvio di lagrime aggruppata col figlio sopra
un sofà.

Due ore dopo il di lei corpo giace insanguina-
to, e posto su la strada, spavento a chi osa in-
tendergli lo sguardo.

È atterrata la porta, il fanciullo si rinvenne
pallido svenuto a terra; le sue mani gonfie e rosse

per gli aspri modi con cui si liberò dalla sciagurata madre: fu soccorso, e nel serrare a suggello
quella casa, il magistrato anzi di condurre con sè il
piangente inconsolabile orfanello, quasi per ac-
quietarlo, gli dice: *prima di partire, se v'ha cosa
di tuo divertimento puoi toglierla e portarla teco:*
egli s'avvia nelle interne stanze, e poi n'esce con due
libri sotto il braccio, e con un cartolajo in mano.
Gli astanti tutti ne piansero:

> E se non piangi, di che pianger suoli?

IL PADRE DI FAMIGLIA

(31 OTTOBRE)

Figli e consorte pallidi
Stanno del Padre accanto:
Comune era il pericolo,
Era comune il pianto.
Tutti i fioretti languono
Quando decade il dì.

Son pronti tutti i farmaci:
Ma qual sorbire ei deve
Gli appresta man benefica,
E vita ne riceve.
Sì presto forse l'Angelo
Gli occhi a Tobia guarì.

A. Mattis.

È l'ora in cui il Colera qual famelico lupo più che mai passeggia la costernata città, e in cui il tremendo suo urlo si fa più sentire nelle viscere di ciascuno, come il ruggito del leone, e fa impallidire il più intrepido. Si aggira a passo lento per le sue stanze un agiato padre di numerosa famiglia, e getta là un guardo su d'un bagno provvisto all'uopo; qua mesce un vaso che tramanda l'insoffribile aria clorurica, qui s'incontra con una figlia, che vispa ed ilare lo saluta, e passa in altra camera, mentre egli mestamente le sorride; poi sgrida, e si lagna con la servitù, che lascia ancora dischiuse le finestre. Un giovine dell'età di venti anni entra, e gli bacia la mano. *Troppo tardi, o Carlo, ritorni a casa. L'aria della sera è umida, colerica, micidiale: or che la mano di Dio pesa sul nostro capo non volere provocare l'ira celeste!* Muto il giovinetto si ritira: ed eccolo innanzi ad un telajo dove una bellissima giovane ricama; colle mani aggruppate alle reni a domandare: *Come stai, Giulietta?* ch'è la figlia maggiore maritata ed incinta. *Bene papà — Sia lodato il cielo, ma tuo marito sta meglio di noi, che non respira quest'aria mortifera. Ah ce l'ha saputa fare! Noi stiamo intanto qui come l'anitra nell'acqua: faccia il cielo che al pari di essa non ci bagniassimo le penne! Ma siamo tutti in casa? — Sì,* gli risponde una donna di mezza età, ch'è la di lui moglie. Ed egli pago di questa generale rivista entra nel suo gabinetto, un giorno sede di Giustiniano e di Bentham, oggi d'Ippocrate e Galeno, e di tutta l'infinita schiera di medici segretisti, sistematici ed empirici. E legge: *Il Colera è una malattia indigena degl'Indiani; poveretti! essi si guariscono colla canfora... e coll'olio di Cajeput...*

Ed apre un grande armadio di bottiglie, boccette, cartoline ripieno: là vi è tutto; a tutto ha provvisto: egli esamina, e torna a leggere, e vede che

nulla vi manca. E così avrebbe passata tutta la
notte se una voce sommessa alla porta non l'avesse
chiamato — *Signore, a cena* — Egli vi accorre
non per cenare, ma per soprasedere Ispettore generale della continenza. *Carlo, basta così, tu bevi
troppo. Giulietta, figlia mia, fa questo sagrifizio
a tuo padre, lascia questa pera. Enrichetta, questo è troppo, abbi pazienza, bisogna in questi tempi mangiare per vivere, non vivere per mangiare;* e le toglie d'innanzi un piatto di alici... *Brava, mia moglie, vero esempio di temperanza: a Natale ci rifaremo. Oh che Natale allegro!*... e qui
tronca le parole con un sospiro. — *Mà sia che vuole
Iddio: intanto ringraziamolo che finora ci ha pre-
servati del male;* e così si dividono colla benedizione dell'uomo dabbene, e vanno a letto: non
così quell'ottimo padre; egli ritorna nel suo studio.
È notte profonda: tutti dormono; ed egli veglia sui
libri colerosi. — Ecco il suono funesto de' campanelli; un senso religioso misto alla terribile idea
che forse un padre di famiglia sta per abbandonarla
per sempre, sospende la sua lettura, sta immobile,
si leva il berretto, e cade in ginocchio: *Dio onnipossente placa l'ira tua!* indi si alza, e va al riposo.

Innanzi alla dimane quella famigliuola spaventata
e confusa sta intorno al letto di quel buon padre
che si dibatte coll'orribile mostro del colera: *Un
rimedio!* — *Mille;* e tutti corrono allo studio,
aprono l'armadio, e chi prende la bottiglia, chi lo

spirito canforato ... chi la pecacuana, chi le Roy. Ma quale di questi rimedii apprestare? quale è più efficace, quale non è nocivo? e si confondono, e tremano, nè sanno in tanto pericolo che cosa fare.

Una carrozza si ferma al palazzo. Uno straniero filantropo vi discende, due servitori e Carlo ch'era corso a chiamarlo, gli stanno al fianco. Non così apparve l'angelo a rimovere col dito le putride acque della probatica, che quel grande fugò coi suoi rimedi il male. Dopo due giorni quell'ottimo padre si alza: ma la vista del bagno, dell'armadio e di tanti funesti oggetti l'avrebbero forse fatte ricadere, se il generoso straniero non l'avesse tolto da quella casa divenuta una farmacia colerica.

BULLETTINO SANITARIO

DEL MESE DI OTTOBRE

GIORNI	CASI	MORTI	IN CURA
2 a 16	21	19	2
17	7	06	1
18	6	4	2
19	14	6	8
20	19	10	9
21	21	15	6
22	43	22	21
23	79	44	35
24	217	110	107
25	109	54	55
26	141	52	89
27	131	66	65
28	181	65	116
29	170	103	67
30	135	101	34
31	181	88	93
Totale	1475	765	710

N. B. *A pag. 11 verso 24* adopra *leggi* adoprati

IL MATTINO, LA SERA, LA NOTTE

(1 NOVEMBRE)

━◆━

> Non è questo il terren che toccai pria?
> PETRARCA.

O purissimo cielo di Napoli tu sempre sei lo stesso! Non è quest'aria ch'io respiro quella di prima? e perchè dunque essa a me nutrice riscalda le mie vene e gela poi il sangue a migliaja di viventi? Dove si asconde questo ignoto veleno che milioni di Eusculapii infaticabilmente con occhio indagatore per l'Asia e per l'Europa tutta da gran tempo, ed invano sudano ad iscovrire? Chi di loro sarà l'avventurato a cui fia concesso di alzare il mistico velo dalla tenebrosa Iside; e in quale età? Vana speranza! I principii delle cose, l'atomo e l'infinito stanno ugualmente nascosti a nostri sguardi, e le scienze fisiche non sono per l'uomo che gallerie di scarne, oscure ed erronee definizioni.

Niun sa, nè saprà mai che cosa è il vero.

Piena la testa di queste filosofiche idee, vere o fantastiche, esco di casa come in tempo di perversa burrasca lo sconvolto passaggiere ascende sopra

coverta a chiedere ai nocchieri dei danni del naufrago naviglio , ed ecco un giovane medico che a
pena ha tempo di rispondermi : *Il male cresce ;* e
corre verso l'Ospedale di Brancaccio ; mentre festivo un lazzarone va gridando : *Allegramente ! ca
lo Colera ave pigliato la strada della Torre ;* e più
in là altri due, poichè tutti non parlano che di una
cosa, s'incontrano e si domandano — *Comme jam-
mo ?* — *Nun nc'è male : la statera s'è botata da
la via de lo gruosso,* traducendo nel suo sentire il
classico detto, *Pallida mors aequo pulsat pede ...*

E certe donnicciuole *: Sia di noi quel che piace
a Dio, basta che possiamo morire nelle nostre case.*

La Sovrana beneficenza di fatti avendo aperto gli
Ospedali da una parte , avea dall'altra a chi ricu-
sasse di andarvi offerto gratuitamente tutt'i soccorsi. Non potendosi più in un sol punto restringere
il male, si seguì l'aureo consiglio del Muratori che
in tempi di simili calamità medici , sacerdoti , ed
ammalati sieno liberi, e lo furono.

Le chiese dischiuse alla preghiera , sono poco
frequentate per tema del contagio.

I pubblici ministeri sono aperti, ma al primo salire le scale si sente il fetore dell'acido acetico, che
esala come da tombe scoverchiate. I portieri inso-
lenti per natura con più orgoglio ti scacciano e come
un appestato ti vietano l'ingresso. Le suppliche , o
qualunque carta devono essere consegnate a dei
facchini che con molli di ferro, aggrappandole ven-

gono aperte con cautela e profuma te. Ahi! tutto
annunzia il terrore della peste!

Non è questo il terren che toccai pria?

Si questo è il solito Caffè, dove un dì mi sedea in
una corona d'animosi giovani sempre intesi cicalan-
do a rovesciare delle grandi riputazioni letterarie.
Ora altre fisonomie, altri discorsi che mi astringono
a prestare ben altra attenzione. Si dice che il morbo
micidiale dal quartiere di Porto, come dalla sua
officina, espande l'alito suo pestifero per tutta la
città, che i luoghi più elevati, come S. Carlo all'A-
rena, la Stella ne sono meno infetti, e che gli sciagurati profughi di Porto sono i conduttori del miasma .... fu troncato questo favellare per l'arrivo di
uno spatriato da quel quartiere, vestito a bruno.

È sera: che mi annunzia dunque questa immensa
nebbia di fumo che m'investe, mi acceca, e mi sforza
andar tentone, ed urtar villanamente con chi m'incontro? — Che vuol dire dunque in quella piazza quel
vampo di volcanica rossiccia luce, a cui fanno ghir-
landa molte persone? E perchè quei ragazzi scalzi,
spensierati ed allegri scherzano e ballano d'intorno
a quel gran fuoco, come le streghe del Macbetto? È
un baccano? è una festa nazionale? e donde avviene, che i cittadini passandovi mesti e taciturni par
che la sfuggano senza volgervi uno sguardo? —
È una botte di pece che arde a quest'ora per ogni
piazza de'dodici quartieri a purificare l'aria avvele-

nata dal miasma colerico. — Là un feretro; qua
t'incontri al funesto Carrettone ,

> E dal deserto vico odi lontano
> Un tintinnio di mesti campanelli
> E un cantico di gloria al Creatore:
> Fra una turba di volti esterrefatti,
> Un sacerdote, e Cristo in Sacramento
> A' morenti venir nell'ora estrema.
>
> (*Trinchera.*)

Pure in tanta calamità l'atrio del real Teatro
S. Carlo è illuminato da' suoi quattro grandi fanali.
Si rappresenta la eterna Norma, ma che non invec-
chia mai come il sole. Noi siamo tanti pochi che
ci contiamo in quel vasto Circo. La Gusman non
balla : il *Colera* che l'ha privata di madre, e di sorella la investe, e le minaccia la vita. Ed Henry ?
Henry pur esso ! ... o flagello ! risparmia alquanto
gli Artisti !

E notte : una voce percuote le mie orecchie : è di
una giovinetta, che guarda, e attende persona con
ansia : *Sei tu ?* — *Si* — *affrettati*. È una specie di
servo, recando non so qual cosa, precipita il passo.
Ristommi pensoso ... che inaudita premura è quella ? e perchè il suono di quella voce mi scosse ogni
fibra ?... e non odo che un profondo silenzio ... e fatti
pochi passi, un tumulto disperato e fra le tante voci
di pianto un acutissimo grido che mi ferisce il core:
O padre, o padre mio !

———◆———

IL FRATE E LO STRANIERO

(2 NOVEMBRE)

Empi!.. gli estremi ufficj
Negate a lui che muore!!
Ahi d'Israel nel core
S'è spenta la pietà!!

Si dice il frate ; e rapido
Va dell'infermo al letto,
L'assiste con affetto
Di santa carità.

Il Padre .. ahi vista infausta
Nello stranier ravvisa ;
Qui la pietà conquisa
Da immenso duol restò.

Un Dio l'afforza : gli ultimi
Baci coi salmi alterna :
Pago alla pace eterna
Il genitor volò.

MATTIS.

*Dove inoltrate il piede, o venerabile frate? ..
Non sapete voi che colà giace un ammalato di
Colera? Non sapete voi che tutti lo hanno abbandonato? che il padrone è fuggito da quel desolato albergo? che nessun medico è venuto ancora a visitarlo? Ah! non oltrepassate quella soglia fatale, non vogliate avvicinarvi a quel letto
appestato ; non vogliate giovinetto così esser la
vittima di quel morbo terribile, per un forestiere
che Iddio pe' suoi peccati vuol così punire! ..—
E Iddio m'invita,* disse l'uomo del Signore, *ed io
compio il mio mandato;* ed in ciò dire alzò la mano,
e facendo il segno di croce, inspirato dalla forza
della santità cristiana, senza pure turbarsi in viso
entra dignitoso in quell'umile abituro, trapassa una
tetra stanza, e poi giunge in un'altra i cui confini
sono confusi nel bujo come i confini dell'eternità.

Un lamento a destra l'avverte che per quella parte
giace il moribondo. Egli torna indietro, e prega
per amor di Dio che gli sia recato almeno un lume. Nessuno pel contagio volle prestarglielo, ma
fu comprata una lucernuola di creta. Ecco rien-
trare con la luce quel sant'uomo a rischiarare le tenebre di quella stanza, e con la carità nel core a recare l'eterna salute a chi era abbandonato dalla terrena. Stanno gettati su d'una vecchia e rustica sedia accanto al letto gli abiti dell'ammalato di panno
finissimo, una bisaccia a terra, un fucile che per
la loro ricchezza indicano di appartenere a quella
lurida abitazione come il vestito di un principe ad
un assassino da strada. Il frate si appressa coraggioso al letto, ed intima a quel figlio del divino ri-
scatto la partita da questa terra. Quel corpo, attaccato ancora d'un filo coll'anima già stanca di combattere e quasi lieta di abbandonarlo, si stendea sopra un sucido letto: i bianchi capelli rendeano più
nero il capezzale, lo sguardo era riverso al cielo.
Si scosse il moribondo, e disse con voce fioca — *Chi
siete voi? — Il servo del Signore : confidate in me
i vostri peccati, e, se io vi sciolgo in terra, sarete
sciolto nel cielo.* Il morente contrito si confessa ;
e nel palesare la sua patria, e certe circostanze che
tanto si uniformano con quelle del frate, questi
getta uno sguardo penetrante su quel volto sfigu-
rato dal male e dall'età e . . . . riconosce quell'uomo . . . gli balzò il cuore: tremò . . . ma rapida-

mente scese sul suo capo la mano celeste a rammen-
targli il sacro carattere che egli sostenea : represse
un violento affetto , chè non era quello il momento
di affetti terreni , e tornò a farsi il segno di croce,
e placidamente a compire quanto imponea la dignità
del suo santo ministero. Quando ebbe il moribondo
compiuto l'atto di penitenza, il Frate lo assolvè. Indi ponendosi in ginocchio a mani giunte alla sponda di quel letto, disse : *Io vi ho recato il perdono
di Dio , datemi voi la benedizione di un padre ;*
e prendea intanto la fredda mano del morente, e se
la ponea sul capo . . . . *Qui scenda la vostra benedizione.* Si drizzò come uno spettro dalla sua tomba quello sventurato padre , spinse in alto con la
mano la fronte del frate per riconoscerlo . . . fissò
lo sguardo , e riconobbe il suo figlio perduto da
molti anni. I suoi occhi infossati scintillarono d'inusitata luce , come un lume vicino a spegnersi , la
sua voce tuonò come nella prima sua gioventù, e la
stanza rimbombò : *Dio con me ti benedica ;* e con
queste parole l'anima fuggì al cielo, e il corpo cad-
dè e restò alla eterna vicenda della materia.

L'uomo del Signore si aggirò tutta la notte , e
il giorno seguente senza prender cibo, orando sempre intorno a quel letto ; finchè giunse il funereo
carro, dove di sua mano pose il cadavere del padre,
e lo seguì al Campo-santo per dargli l'estrema sacra benedizione.

IL PESCIVENDOLO E L'OMBRELLARO

(3 NOVEMBRE)

All'apparir che fece all'improviso
Nell'acqua l'ombra, ogni pelo arricciossi,
E scolorossi al Saraceno il viso:
La voce ch'era per uscir fermossi.

ARIOSTO.

NELLA bottega d'un ombrellaro a Chiaja in un angolo della stanza vi era uno stipetto lungo ma angusto e non capace di ascondere un uomo, non so a qual uso, ma in esso si celava qualche para-acqua rubato. L'Ombrellaro persona allegra e amante di darsi buon tempo, spesso vi collocava un vispo garzoncello, e con una celia, o con altra facea da qualche suo amico aprire quello stipo incantato, dove il furbacchietto o con un grido, o con un lamento, o con una catena di ferro spaventava il balordo che ci capitava. Sull'imbrunire del giorno 1° novembre — *Ecco*, ei dice, *o maestro , il marinaro Andrea. — Va allo stipetto;* ed il ragazzo imprende la sua parte. *Sarde fresche , vive , vive — A quanto ? — a 22 grani:* fu convenuto a 12. — *Prendi in quello stipo la mia bilancia ;* e il buon Andrea, apre, ode una voce come di chi muore , rincula per lo spavento, e lascia cadere il pesce a terra. Una risata di tutti diede termine a questa scena.

La mattina de' 2 viene alla bottega il piccolo furfante: *Sapete chi muore, o maestro! — Chi? —Andrea — Andrea!* ripiglia l'ombrellaro sorpreso, *forse la paura ... eh la paura fa venir la Colera! .. — Appunto jeri sera l'infelice ... — Oh maledetto tu e le tue burle;* e così dicendo gli dà a traverso le spalle un ombrellaccio vecchio, che tenea fra le mani. Tacque mortificato il ragazzo: ma non tacea il rimorso in seno del maestro, che a quanti marinari passavano dalla sua bottega chiedea nuove del povero Andrea! *Andrea sta male — Andrea si muore — Andrea è morto! — Andrea è in paradiso: il suo corpo attende l'orrido Carrettone.*

All'alto della notte l'Ombrellaro intese il suono tremendo e cupo del carro ferale, e trabalzò dal letto pel rimorso e per lo spavento, come un condannato a morte al suono della lugubre tromba, che un secolo addietro dalla Vicaria lo accompagnava al Mercato. Fantastico, pensoso, colpito dal rimorso di essere egli stata la cagione della morte del povero Andrea, passava le ore tristissime e taciturne, lanciando di quando in quando sguardi di basilisco al povero garzoncello, e ogni volta che udiva *pesce fresco*, era una puntura fatale a quel core.

La sera de' 3 novembre un uomo con una cestella di pesce in mano imbacuccato nel suo cappotto, passa per la sua bottega — *Volete pesce? ..* era, o gli parve la voce di Andrea, il cappotto di Andrea ... l'andamento di Andrea ... che si fermò un istante, ma l'Ombrellaro non ebbe animo di rispondere, e il venditore passò.

Al pari del Bruto di Sakespeare per lo spettro di Cesare, egli, rivolto attonito al ragazzo ch'entrava e poneva un lume su la tavola dicea... *hai tu udito nulla? — Io? nulla — Non hai tu veduto — Io.. e che?* Ed ecco lo spettro farsi nuovamente alla porta, pallido, sparuto, deformato, ma con la voce di Andrea uscito dal Carrettone — *Volete pesce?* e glielo ponea d'innanzi. *Vergine santissima!* furono le parole del ragazzo fuggente. L'Ombrellaro, non grida, non parla,

Ma cade come corpo morto cade.

Il Carrettone, che dovea condurre Andrea trovandolo vivo lo risparmiò, ma condusse il povero Ombrellaro al Campo benedetto.

HENRY

(4 NOVEMBRE)

Far riviver gli estinti, e i prischi eroi
Condurre a passeggiar tra pinte scene,
Del non vero creando ambascia vera
Ei della Senna in riva insegnò pria.

PINDEMONTE.

POCHE righe alla tua memoria, o celebre e sventurato Henry; non per tessere apologia alla tua vita, ma per esprimere le sensazioni che mi cagionò
la tua morte; poichè io amo gli artisti per istinto
e per genio. Io ti aveva già ammirato sul nostro
massimo teatro nell'*Assedio di Calais* da te composto; alta era, bella, e dignitosa la tua figura; eloquente il gesto, animata e vera l'espressione che
mi strappò quelle lagrime che ne fecero versare
Talma, e de Marini colla magica voce che impera,
incanta, affanna, allegra, e pinge tutto in sì vividi
colori, che sforza il vero ad invidiare il finto.

Io ti amai fin d'allora senza conoscerti se non che
di vista. Io ti rividi quando in Napoli giungesti a
porre su queste reali scene la tua *Adelaide di Bor-
gogna*. Qual arte sublime! qual mutamento di cose!

Allor che infieriva il morbo, la seconda sera del
nuovo applaudito ballo *I promessi sposi* del Ta-
glioni, il teatro del fondo era sfollato. Un uomo

avvolto nel suo tabarro, rannicchiato nell'ultime file da sembrare un misero servo, traea la mia attenzione pel modo con che egli riguardava lo spettacolo: il suo occhio vivo e penetrante che non facea sfuggire un passo, un gesto, spinse la mia curiosità di chiedere ad un vicino alla mia sedia chi fosse colui. Si volse, lo guardò sbadatamente, e mi rispose che non lo conoscea. Mi rivolsi dopo qualche tempo, e Barbaja sceso dal suo palco s'intratteneva seco lui fervorosamente ragionando. Già uscivamo dal teatro, e non fui pago finchè non chiesi ad un Artista dell'ignoto che tanto mi avea colpito. Sorrise rispondendomi: *Neppure conosci Henry?*

Smemorato! ed io pure l'avea veduto pochi giorni prima nella platea di S. Carlo; ed avea con esso lui favellato!

Io accusava la mia memoria, avrei almeno dovuto conoscerlo a'suoi bianchi capelli, a quei capelli incanutiti per la gloria, e per le sventure; ma mi fu mestieri confessare, che la sua fisonomia avea molto patito. Io lo riguardava come un artista francese, come un uomo d'onore, come un Henry, e la caduta del ballo ultimo da lui composto, *il Licaone*, da cui si era sperata una palma, avea dovuto cagionargli gravi amarezze.

La sera del 1 Novembre intesi: *Henry è ammalato — Di che male? — Eh! del Colera — dove abita? — al Fondo. Sua figlia è morta, ed egli forse la seguirà: troppo ama egli la sua famiglia.*

Il giorno seguente io e l'Artista Villent andavamo alla posta : giunti innanzi S. Carlo , chiesi : *come sta Henry ?* si voltò a me ... riguardommi fiso alquanto , forse pel modo premuroso con cui io avea fatta quella domanda, poi mi disse con dispiacere *: Il povero Henry è morto.*

Non volli andare alla posta che ognun sa di essere attaccata al Fondo , e men tornava mesto , e leggeva sul Cartellone : *Licaone per Giovedi.* Oh ! Henry tu partivi dalla Francia per trovare in questo teatro nuova fama ; e vi hai trovato il dispiacere, il disprezzo, e la tomba ! ed in qual modo ! Oh gloria degli artisti sventurati !

Dopo lungo penar cosi si muore.

Sono le undici della sera : varii giovani vestiti a lutto s'incontrano con altri ; i novelli giunti dicono mestamente : *Abbiamo accompagnato Henry a S. Maria del pianto.* Eran tutti Ballerini e Cantanti.

LA SORELLA
DELLA CONFRATERNITA

(5 NOVEMBRE)

———

Sol chi non lascia eredità d'affetti
Poca gioja ha dell'urna.

FOSCOLO. *Sepolcri.*

CANTA il gallo ad annunziare che il giorno estivo
è vicino, e la povera donna, che si era più volte ad-
dormentata sulla conocchia, sospende di filare, spe-
gne il lume, e va contenta al riposo, perchè ha terminato tanto di lavoro da pagare la Confraternita di
cui è sorella.

Ode nelle lunghe notti d'inverno suonare il cam-
panone di S. Martino, e la misera ancora seguita a
lavorare per la Confraternita, implorando requie
agli estinti che riposano tumulati in quella chiesa.
Un pensiero la solleva a Dio, e un altro l'abbassa
alla terra che alla vista della sua tomba un giorno
quella requie le sarà resa.

Il mare è burrascoso, al suono dell'onde mug-
ghianti ella si sveglia, e si contrista alla orribile

idea che il suo diletto marito, preda dell'oceano, non ebbe un sepolcro a lei vicino.

Incontra una bara, e la benedice, e la morte istessa le desta un sentimento meno triste, perchè quell'estinto è pomposamente trasportato alla tomba, e lagrimato da tutti; e si conforta che anch'essa, quando che sia, sarà egualmente compianta ed onorata, perchè sorella della Confraternita.

All'unica sua figlia, che spesso la rimprovera di starsi digiuna per pagare la Confraternita, ella risponde — *Pago il mio debito; pago la pigione della mia casa futura, ed eterna.*

Conduce i due nipotini alla chiesa, e loro addita il luogo in che essa sarà un giorno sepolta: *Qui vedete, qui, miei cari, verrete a pregar pace per la vostra vecchia nonna, qui... su questa fossa.*

Oh! vane speranze! giunse il *Colera* vietatore di tombe; ella n'è colpita, e come gioisse della morte aspettata, sua prima cura fu di far sapere alla Confraternita ch'ella è vicina a morte per le sue pompe funebri. Una sciagurata ciarliera le manifesta il divietato sepolcro ai colerosi, e affretta la morte. Un ruvido cataletto fu per lei costrutto: il suo corpo dagli orribili granchi travagliato, e contratto non vi si può dentro distendere; di là fugge una gamba, e di qua un braccio: poca paglia lo ricopre. Oh onori svaniti! Invece del sudato corteggio a pieno giorno, l'orrido Carrettone che non può ascendere l'erta strada di Betlemme, si ferma nell'alto della notte pel piano là dove ad una croce viene attaccata una lampada. Il cielo si apre in baleni, in pioggia, e in tuoni, ma il rumore del fatale carro si fa sentire anche più orribilmente di questi alle donne di quella contrada, che mosse da un senso di pietosa curiosità, escono per vedere la vecchia sorella e la delusa pompa sepolcrale. Ciascuno tiene in mano un lume cui ripara dall'acqua e dal vento. Esce da una misera casa la bara; e il suo accompagnamento sono una figlia scapigliata, e quei due nipotini scalzi e piangenti da metter pietà ai sassi. Tutte si accomunano a questo desolante funereo convoglio, pregando requie all'estinta pel breve tratto di quella via, e supplicano, giungendo al Carrettone, quei becchini, che ve la ripongano con carità: questi bagnati, impazienti, duri, crudeli ve la gittano di piombo sì che ne rimbombò tutto il carro. — Un grido, un pianto, un tuono confuse i tanti suoni, e ne fece un solo: quello dello spavento.

E già il carro la porta, e intanto il cielo
Ferian d'un rumor cupo il rio flagello,
Le ferree ruote, e il femminil lamento.

Padre, figli, mariti tutti marinari, ritornando a casa a quella tarda ora dalla vendita de' pesci, trovano sbigottite le mogli, le madri, le figlie, e sbigottiti anch'essi narrano di aver veduto, orrido spettacolo! su la strada, le bare, il Carrettone ribaltato, i cavalli rovescío, e che il cocchiero e i becchini più intesi a salvare i destrieri lasciavano nella correntia i cadaveri.

In quella notte di spavento pochi furono che non si sognassero della vecchia sorella, chi come andasse giuliva a messa, chi lamentosa della vietata pompa funebre. E vi è chi narra, che l'ombra sua si aggiri tuttora in quei dintorni mettendo terribili ululati. I ragazzi ne tremano, e in quella contrada spaventa più la sola idea dell'orrido Carrettone che della morte istessa.

L'AMANTE SICILIANO

DAL VOMERO.

(6 NOVEMBRE)

Vaju di notti, comu va la luna,
Vaju circannu la mia nnamurata:
Pri sorti mi scuntrau la morti bruna,
Nu la circari no, ch'è suttirrata.

Antica canzone siciliana.

SCALANDO le mura di un giardino, e deludendo la vigilanza de' suoi, un nobile giovane a piedi viaggiava dal Vomero alla desolata città. Un vento leggiero soffiava alla macchia, il cielo era limpidissimo, e splendea la luna di tutta la sua piena luce; ed ei, rivolto a quella silenziosa romita degli azzurri spazii, dicea queste parole apprese nella sua patria quando gli era ignoto il sospiro d'amore.

O bianca lucidissima
Luna, chi senza velu
Sulcannu vai pri l'aria
Li campi di lu celu;

Quannu na neghja pallida
Ti vidi pri d'avanti,
Su li suspiri flebili
Di lu meu cori amanti.

Tu dissipi li tenebri
Cu la sirena facci,
Li stiddi impallidiscinu
Appena chi tu affacci.

Pri mia la bedda e splennida
Tua facci si scultura;
Ju, ju lu miserabili
Gramaggju la natura.

Ed eccolo finalmente lieto alle sospirate incantatrici mura che acchiudono la sua bella; ma da nessuna finestra di quel palazzo spicca lume di notturna

luce : egli è vero ch'è notte profonda , pure altre
volte a quell'ora esso solea splendere illuminato.
Nessun vivente per quella strada non ancora visitata dai raggi della luna che irradiando l'opposto
piano la fanno più tenebrosa. Il portone è spalan-
cato al solito : egli s'inoltra, nessun cocchio in quel-
l'atrio così frequentato ; egli ascende le scale , e
solo viene villanamente urtato da un facchino scalzo e cencioso , che corre recando in mano un gran
fiasco di vino, e sbadatamente gli passa al fianco.—
Indi uno schiamazzo, una gioja, un batter di mano,
un tripudio popolare, insolente, incivile. Entra nella prima stanza, e nessuno de' consueti servitori : —
penetra nella seconda ; e mira con sua somma sorpresa delle donnicciuole parte sdrajate a terra, parte
in piedi mangiando delle castagne , come nella più
vile ed abbietta taverna, togliersi villanamente l'una
e l'altra di mano quel gran fiasco di vino e tracannare a sazietà, poco o nulla curandosi di lui.
Quelle luride ignote fisonomie, quella profanazione,
quella metamorfosi , agli occhi di quel giovanetto
straniero delle costumanze del paese , formavano
una scena tanto nuova che inattesa e strana : tutto
per l'inesperto era un incantesimo, un'arte magica,
un sogno, fin che l'accennato Ganimede di quelle
Streghe per invitare delle altre a quell'empio convito schiude la portiera della terza stanza gridando:
V'aggio purtato lo vino e nun benite a bevere? quel
sentimentale romantico scorse in mezzo a quella un

cataletto circondato di ceri accesi e da altre donne composte a mestizia che stavano in guardia di quel nobile estinto. Disperato balza in quella stanza, e col coraggio e l'impetuosità nazionale, toglie, strappa il velo che ricopre quel morto viso, e si rincora. — È il volto di una vecchia dama consunto dal *Colera*. Nessuna delle custodi si querela dell'atto profano: solo la fida Cameriera della sua amata gli muove, piangente queste parole: *Ah perchè siete arrivato così tardi ? . . Eloisa vi lasciò un addio , e questo ritratto — Il suo ritratto ? . . E dov'è ella? Che ? . . non l'avete voi sotto gli occhi ?* Il deluso, che avea creduto di vedere nell'estinta la madre della sua fidanzata, rivolse in quella gli occhi atterriti come di chi vede spalancarsi innanzi ai piedi un precipizio ; e vide penderle dal morto capo i bei pendenti di diamanti da lui regalati un mese prima nel dì lei giorno natalizio ; la riconobbe . . . *Oh Eloisa ! . . . che divenisti ?* disse, e cadde fra le braccia di quelle pietose, privo di sensi. Al suo riaversi si trovò al Vomero, circondato da suoi, come svegliato da un terribile sogno ; ei ne avrebbe perduto l'intelletto , se l'amore non fosse sottentrato all'amore , e dileguata dalla sua mente quella orribile larva.

IL FALEGNAME ED I BECCHINI

(7 NOVEMBRE)

La fera moglie, null'altro, gli nocque.
DANTE.

TETRA è la stanza del falegname, e solo vien rischiarata da una eterna lampada pendente innanzi ad una immagine, che mai non si spense per generazioni intiere; stanno sul muro in bell'ordine seghe, lime, martelli, squadri, pendoli, e quanti istrumenti seppe inventare Archimede, e chi lo precedette, e chi lo seguì. Però il possessore di tanti beni, l'ultimo germe dei falegnami della contrada Porto, giace travagliato dal *Colera* sopra il letto di morte. Oh! quante volte girando lo sguardo si sarà fermato col suo pensiero su quei nobili ed industriosi arredi, che passati da padre a figlio per più secoli, dopo la sua morte rimarranno non ereditati, termineranno coll'esser venduti al *Bancarozzaro* dalla vana sua consorte.

Entrano in quella stanza due affaccendati luridi becchini colà mandati dalla giovine moglie. Ed ecco gettando a terra le coltri, uno l'afferra per i piedi, l'altro per sotto le ascelle. — Quando furono mez-

zo alla stanza, intesero una voce fioca, bassa, sepolcrale: *Dove mi portate?* Si guardano in viso ...
poi quasi colpiti dallo stesso pensiere, voltano nel
tempo stesso la testa uno a destra, l'altro a sinistra
a mirare donde veniano quelle parole, che rinfor-
zate si fanno più chiaramente sentire — *Io non son
morto : dove diavolo mi portate voi ?* Era il povero falegname che parlava. Accorti dello errore
lo riposero sul letto, e senza dir nulla alla moglie,
corsero a sbrigare altre faccende, chè in quella
notte non v'era tempo da perdere. Dopo che il
Carrettone fu partito, la moglie si ridusse in casa
accompagnata da certe sue amiche, che per alle-
viarle il dolore, recavano con loro una buona
cena, quando con sorpresa ella vide sul letto quel
misero, e furiosa esclamò: *Ah ! quei sciagurati
becchini non vennero a levare quel maledetto vecchio ! ho sofferto un cadavere vivo per cinque
anni , ora devo soffrirlo morto.* — *Scusa, moglie
mia, che non son morto ancora, e se resto in vita
aggiusteremo le partite.* Il falegname visse, e mandò al diavolo l'ingrata moglie.

———⚬❈⚬———

IL CAMPOSANTO

(9 NOVEMBRE)

——•——•——

..................Ah vista atroce
Di recenti cadaveri gran fasci
Ammonticati stanno. Ah! tutto è morte
Colà !..........................
                              ALFIERI.

ALLEGRAMENTE, un palmo di terra ancora, e la giornata è finita! gridano otto robusti giovani, alzando tutti ad un tempo le vanghe, ripercosse dal sole che tramonta. — La nona fossa è scavata, ed asciugandosi il sudore tornano giulivi alla loro abitazione. Ah! non son questi certamente i frati della Trappa!

S'incontrano per via in una folla di gente sfaccendata e curiosa che beffeggiano e dalla quale sono beffeggiati; e si dividono in contraria direzione: ma ecco a quest'ultimi si presenta il campo-benedetto, essi vi corrono come alla festa dell'*Archetiello*. È ancora giorno: essi calpestano quelle fosse, e contano cento storielle, e pronunziano là come i Sacerdoti di Egitto le sentenze dei defunti. Poi tutti quanti insieme si traggono cantando alla bettola vicina, e

Anche di qua nuova schiera si aduna :

sono persone più civili, parrucchieri, calzolari e barbieri diversi d'abito, ma d'alme egualmente di fango.

È notte : il freddo è sensibilissimo ; s'accendono
i cataletti contagiosi , e tutti vanno a scaldarsi a quel
fuoco che empie di fumo e di fiamme quel tetro e
profondo cielo. Napoli gli sta incontro silenziosa e
nel bujo, e solo per gli spessi lumi si distingue la desolata città. Tra Napoli e il Camposanto si interpo-
ne lunga strada, ma a quell'ora nella mente di molti
Napoli e il Camposanto è un punto.

Un ridere , un parlare ora alto , ora sommesso,
un moversi a dritta e a sinistra come l'onda nel vortice di Scilla intorno a quel gran fuoco, un gavaz-
zare ed invitarsi vicendevolmente a tracannare del
vino ne' fiaschi, sono i moti di quei sfaccendati curiosi in quel vasto piano.

Ma ecco il primo Carrettone con impazienza atteso , ed ecco un grido di gioja in tutti. *Quanti
morti ?—Trenta pezzi : ecco la lista;* e i becchini
li consegnano e li ricontano, e si pongono l'un sopra l'altro , e poscia quei miseri corpi si adattano in
ordine nella orribile buca :

O giustizia di Dio quanti ne stipi ?

tutti si affollano a guardare, tutti stanno in cerchio
alla fossa , immoti ed intrepidi, guai chi osasse tu-
rarsi il naso, sarebbe deriso come un vile.

E uno : gridano i becchini; poi dandosi voce per
sollevare unitamente quel pesante estinto, gridano
e va. Quel misero cadavere fu moglie di un fabro :
poscia il corpo di un beccajo : il terzo era di tale

nobile persona che destò la massima curiosità in
tutti per vederlo . . . Uno sciagurato si fece largo
tra la folla ; lo sforzo de' suoi piedi precipitò quella
mobile terra , e cadde su la testa di colui che bramava vedere , e vi restò al fianco boccone. Si alzò
allora un grido universale e beffardo e un batter
di mano. *Ha voluto far la prova !* I Becchini trassero di là quel disgraziato malconcio : egli con altri
due amici si ridussero in casa ; ma la notte fu colpito dal *Colera* , e morì delirando , e le tremende
parole del suo vaneggiamento erano quelle de' Becchini *uno* , *due* , *tre* , *e va !* quindi movea le labbra
a un infernale sorriso — *La prova* ... e così spirava.

IL MORTO PERDUTO

(9 NOVEMBRE)

Così ululando e bestemmiando il calle
Preser di Stige, e al vagabondo spettro
Resero il corpo nella morta valle.

MONTI.

NON era ancora vuoto il primo Carrettone che
ne giungeva il secondo dal Pendino, gravido di
morti sì, che ad ogni scossa dal non ben chiuso
coverchio usciva ora un braccio, ora un piede di
qualche cadavere: i bianchi cavalli spumeggiava-
no a lena affannata, mentre lieto di toccare la meta, venia cantando il lurido condottiere.

Avida di vedere novelli infelici la turba di quei
sciagurati oziosi, che sopra accennammo, si affolla
intorno al giunto carro.

Il Tragitta-morti coll'aria disinvolta di un di-
plomatico consegna il solito notamento; e va ad
accendere la sua breve adunca pipa a quel gran
fuoco, che riflettendo la rossiccia luce su la di lui
bruttissima faccia, la rende come di ferro rovente
da parere Satanno istesso.

Siede poscia sopra un di quei tanti cataletti. Una
voce alto tuonante grida: *Il Pendino, numero 24*
morti; e cominciano a contarsi. Mandò una fiu-

mara di fumo dalla sua pipa abbassando il capo in
approvazione il Carrettiere, senza far motto; e così
seguì ad ogni numero di ciascun morto contato; simile ad un castello, che saluta col cannone l'arrivo
di ogni bastimento. Giunti al numero 23 il Carrettone era affatto vuoto. Il conteggiatore Becchino grida: *Il Pendino 23 — Devono essere venti-*
quattro! riprese ad alta voce il severo Minosse.
Balzò dal cataletto spaventato quel misero tra-
gittatore, e vide in effetto che nel Carrettone non
vi era rimasta che poca paglia.

Come il capo della Deputazione di salute man-
cando dal ruolo dell'equipaggio qualche passeg-
giere, guarda in cagnesco il Capitano, con più fiero cipiglio il capo della Deputazione de'morti
guardò quel miserabile, esclamando: *Che ne hai*
tu fatto del morto, o sciagurato? — Ah! man-
naggia . . . . ! Oh! Diavolo, anche i
morti contro di me? — Taci, scellerato, che nel
Campo santo non si bestemmia. — Sì, Signore;
e si strinse alle spalle: *Ah! sia fatta la volontà*
di Dio!....

Riso generale come nelle camere basse ed alte
. di Londra e di Parigi, o come a S. Carlino.

Riprese poi supplichevole il Cocchiero de'morti:
Prego, Signore, di ricontare i pezzi di nuovo.

Silenzio nei circostanti. — E si ricontano quelle
sparse teste sul piano, toccandole ad una ad una
con una verga; e giunto alla ventesima terza, che

compiva il numero, l'arabbiato Caronte si cacciava
le mani ai capelli disperatamente sì, che avrebbe
data la sua in difetto della mancante. Tal che destava spavento e compassione per fino a que' crudi
che si deliziavano alla orribile vista dei cadaveri.
Ma l'inesorabile Minosse gridò: *In prigione, questo infame — Datemi un'ora di tempo, e vi pro-
metto di ritornar col morto, se il diavolo non l'ha
portato in carne ed ossa nell'inferno — Qual ga-
rentia? — Il mio onore .... i miei cavalli — Quest'ultimi*, riprese il severo giudice: *va, e bada di
tornar presto*. Mormorando non so quali orribili
parole, ed impugnando una lanterna da una mano,
e la frusta dall'altra, partiva quel disperato, che
a compiere il perfetto quadro di Giuda, con i Fa-
risei veniva seguito da quella silenziosa turba di va-
gabondi.

Usciti dal recinto, e fatti pochi passi sulla strada
maestra, gli gridano tutti: *Ecco là il morto*. Come
un mastino che ringhia per sasso scagliatogli, corre fremendo quel furbo sul giacente appiccandogli
tal frustata, che fece passare a quel giovine di bar-
biere la voglia di fare mai più da morto in vita sua;
poi dà una spinta ad un calzolaio col braccio pari
ad una catapulta che lo stramazza a terra, e affret-
tando il passo, accompagnato da urli e da fischi,
s'invola a quella scena indifferentemente come un
attore prevenuto di esser fischiato per partito con-
trario. E cammina protendendo il braccio, e lo

sguardo scortato dalla lunghissima striscia di luce
che parte dalla lanterna per la lente convessa e che
tocca per cinquanta passi la deserta strada , e spìa
per tutto, ora accelerando, ora rallentando il cammino , ed ora pargli vedere il morto , ed ora resta
deluso, e torna indietro, e va avanti come cane che
nella folla ha perduto il suo padrone.

Alla calata del Pendino intanto , una serva che
corre per medicamenti alla sempre aperta Farmacia inciampa in un uomo che attraversa col suo corpo
la strada, cerca svegliare quell'ubbriaco , ma all'o-
stinato sonno, fugge inorridita. L'incontra il nostro
protagonista , e l'appunta abbarbagliandole gli occhi, come il cacciatore alla quaglia: *Avresti tu scon-
trato un morto?* — *Che il cielo me ne liberi!* —
*Che ti accolga l'inferno , maledetta fattucchiera
di Benevento !* e bestemmiando orribilmente s'interna nell'oscurissima strada S. Agostino , e vede spuntare un lume dal basso fondo della via , come luna
dal mare, che si alza a rischiarare la tenebrosa vallea ; ma più che quella luce si avvicina, più prende
i colori della settemplice Iride, e avvicinandosi ancora, il bianco, il rosso, il celeste, il verde, l'aran-
cio, e simili vien tramandato e riflesso da tante bottiglie, fiaschi, bicchieri, bicchierini, da una bottega
in somma di cristalli, che cammina : *Acquavite!*
I due lumi s'incontrano, si riverberano, i due igno-
ti più si avvicinano, più si ravvisano per antica conoscenza. *L'acquavitaro* ferma la sua bottega am-

bulante sovra il piedistallo di legno; gli empie un gran bicchiere di forte centerba senza essergli chiesto, secondo l'andato costume, e questi stende la mano, e muove le parole: *Hai tu trovato per istrada un morto?* e attende la risposta bevendo. *Nel tuo Camposanto ne trovi tanti! — Che io possa condurre anche te, avvelenatore iniquo: ti giuro, corpo del diavolo, che non mi scapperesti, come quel birbante che vado cercando — Oh testa! li vai seminando per via.* — Pagò il tristo *Tragittamorti* col denaro l'acquavite, e di un'orribile bestemmia lo spiritoso motto, e si dividono, uno ridendo, l'altro disperandosi: fatti pochi passi, rimorse la coscienza al mercante dei ruvidi liquori, e disse: *Guarda vicino ai gradini della chiesa forse là lo troverai, se non lo hanno portato via i cani:* poi messe un grido come l'Alcione che spicca il volo dallo scoglio — *Acquavite!* E lieto il secondo affretta il passo e trova colà il sospirato cadavere. Non mai sì rapido corse birro ad arrestare un ricco debitore fuggito dalla Concordia, come questi si lanciò ad afferrare quell'immobile disertore. *Pezzo di mala carne, ti ho ritrovato alla fine! Sfido ora Belzebù di strapparti dalle mie unghie,* diceva; e ponendo giù la lanterna e la frusta, si accingeva a levarlo da terra, ma invano; chè alzandolo da una parte precipitava dall'altra sull'antica madre che dava forza a quel novello Anteo, quando spuntò un *Mondezzaro* cacciando il suo asino avanti.

Vieni ah vieni buon uomo, ajutami a fare un'opera di carità a portare al Camposanto sul tuo asino alla pace eterna e con Dio questo infelice morto. — *Il mio asino non porta morti* ... *devo andare per immondezza;* ed oltre spingea il somaro — *Arra!* — *Ah infame bestemmiatore assassino, rinnegato, senza carità: dunque tu badi più alla immondezza che alla carne battezzata? Ajutami, diavolissimo, o per l'anima mia, invece di uno ne porterò due al Camposanto;* e alzava la frusta, ancora più eloquente delle sue parole, tal che fu costretto *il Mondezzaro* a quella involontaria e prima opera pia.

Gittarono a traverso l'imbasto quel morto a cui la stuoja serviva di coltre, e si avviarono come due magnati l'un da una parte, l'altro dall'altra, e l'asino col morto in mezzo. Aggiornava loro al Serraglio: allora il conduttiere della morta gente degnò di uno sguardo la fisonomia di quel cadavere; e conobbe in quello un suo antico compagno da forca, un servo di pena. *Oh compare, anche dopo morto hai voluto farc la tua parte?* e così giungea baldanzoso al Camposanto consegnandolo. — *Tenetevi questo bel mobile;* e ajutato da Becchini, l'incatenava fra le braccia, e di sue mani, fattosi all'orlo della fossa, gli diceva: *va col Diavo* ... ma ricordandosi che nel Camposanto non si potea bestemmiare, disse *va con Dio*, e ve lo precipitò.

IL MISTERO

(10 NOVEMBRE)

Una beltade, un angelo,
Un fior di cortesia,
Pari alle caste imagini
Che crea la fantasia,

Come benigna stella
In mezzo alla procella
Nel suo dolor si offrì.

TARANTINI.

Non appena è sera, e un deserto casino nelle vicinanze di Napoli venia illuminato come in una festa da ballo: le invetriate mandano quella inattesa luce, e i contadini ne stupiscono che non sanno quando e come il padrone sia colà giunto.

Alla dimane egli passeggia turbato pe' viali del giardino con un uomo vestito a nero e bianco il capo per antico pelo, ragionando di gravissimo affare; una vecchia cameriera si affaccia alla finestra, e con un cenno tronca i loro discorsi. L'incognito si avvia ad un cancello dove una carrozza l'attende, il nobile signore sta per ascendere le scale, quando s'incontra in una giovanetta bella come un angelo che lo arresta con queste parole: *Come sta la padrona?* — Si turba, non sa che rispondere quel desolato, quando ella soggiunge — *Io ho sentito vagire il bambino . . . — Mio figlio ? . . Sì, lasciami, buona giovane . . . .* e dà un passo per distrigarsi da lei, quando ella lo ferma pel braccio, gli appunta lo sguardo loquace sul volto, e con affettuosa franchezza gli dice: *Signore, noi siamo povere genti, ma per cuore non la cediamo a nobili persone: se mia madre, se io possiamo alleviare le vostre cure, e quelle di vostra moglie ... Noi dobbiamo molto alla di lei famiglia, noi non faremo che pagare un debito.* Esitò un istante, abbassò il capo, e a voce sommessa e dolorosa rispose il nobile signore: *Mia moglie sta poco bene ... una febbre gastrica la travaglia...Il mio figlio piange, perchè manca di nutrimento. — Mia madre, signore, mia madre lo nutrirà;* ed eccoli alla sala, dove la giovanetta stassi ad attendere, finchè quel misero padre ritorna con in braccio un bellissimo bambino, che bacia, e consegna all'amorosa vergine, raccomandandole il massimo silenzio su questo, quantunque innocentissimo affare; vola questa come un zeffiro per le scale, lietissima di quel dolce incarco. Il dopo pranzo quel signore e l'uomo dei capelli bianchi passeggiano nuovamente nel giardino, l'uno più costernato dell'altro. Il vecchio quasi licenziandosi, gli dice: *Ella perisce, se non troviamo persona che le succhi dalle già troppo turgide mammelle il latte.* Ed ecco una voce da una macchia vicina: *Io, io sarò quella;* ed esce da quei cespugli scherzosa e ridente col bambino in braccio come la vergine di Raffaello la giovinetta, che senza attendere risposta fugge per le scale leggiera

5*

leggiera come una colomba, e sparisce; mentre il vegliardo fatalista dice con Panglos: *Tutto per lo meglio;* e partendo pel solito cancello, fa sferzare i cavalli. In cupi pensieri, trafitto dal rimorso, appoggiato al piedistallo di una statua, ed immobile al pari di essa resta quest'ultimo a sciogliere un grave problema di coscienza. Lo desta la voce dell'innocente generosa che contenta del prestato ufficio giunge col bambino in braccio ad annunziargli di aver ella già succhiato il latte dell'inferma, e di ritornare, recando pria il di lui figlio alla madre, per non muoversi più dalla stanza dell'adorata padrona.

Lo stato dell'inferma peggiora, e quell'amorosa giovine si getta in ginocchioni in un angolo della stanza, innanzi ad un'immagine, pregando caldamente per la sua signora. Il marito entra e non sa trattenere la sua agitazione a quella vista. Ella si alza, lo vede, ed asciugandosi prestamente le lagrime, quasi ridendo, lo rincora: *Oh la madre degli Angioli mi farà la grazia di che l'ho pregata. Si prenderà la mia vita, e salverà a voi la sposa, la madre a quel bellissimo figlio.* Oppresso dal rimorso egli si abbandona su di una sedia, ed è già sul punto di svelare, ma troppo tardi, ed inutilmente, il fatale mistero.

Tutte le cose sono avvolte nell'alto silenzio della notte, e solo si ascolta il vento che fischiando scuote le robuste quercie della selva vicina; e quel giovine signore, rientra palpitando in quella stanza del dolore, e più non vede la vergine generosa — *Dov'è ella?* domanda con sorpresa ; risponde la moglie: *Non la vedi tu qui?* E mira spaventato quell'innocente stanca per lunga veglia posare il capo sul guanciale istesso dell'ammalata, respirare quell'aria micidiale, e dormire tranquillamente ; un rimorso, una pietà, un istinto lo spinsero a svegliarla impetuosamente. Ella si desta, lo fissa, e sorride .. *E perchè tanto spavento, o signore? — Per te .. per la tua salute — Per la mia salute? Se io avessi avuto timore, se io avessi amato meno la signorina, che crebbe con me, credete voi che io, e mia madre ci saremmo esposte così incautamente? O vi pensate che io non sappia il male che soffre? Non hanno inteso queste orecchie, quando parlaste la prima volta col medico nel giardino, ch'ella è colerosa? — Voi sapevate — Tutto, sì, dal primo momento, e se Iddio ci vuole salve lo saremo tutte; se no, piacemi di averle alleviate le pene e di seguirla nel sepolcro . . . Ma no . . . no . . . Tu Madre degli Angioli ci salverai;* e stendendo le mani alla santa immagine piangendo le cadeva innanzi ginocchione, e le quattro candele di cera che ardevano colà brillarono di nuova inusitata luce. La inferma risanò: la generosa giovane e la madre furono preservate dal miasma omicida. E quel nobile signore riconoscente e benefico, tiene ora entrambe una come figlia, l'altra come madre.

UN TRATTO DI CORAGGIO

(11 NOVEMBRE)

————◆————

.....................Guardate, madamina:
Quello non è un Polacco, è un morto che cammina.
GOLDONI.

A quel caffè sul cui uscio sta scritta l'umile preghiera: *Non chiudano, o Signori, che chiudesi
da sè* - entra un uomo di bassa statura, bruno, di
capelli neri, d'occhi alacri, e di moti violenti,
e chiede: *Una limonea;* e fatto innanzi al banco
con voce più alta: *una limonata.— Ho inteso; un
momento,* risponde il garzone. *Non ho momento da
perdere.* Tranguugia la bevanda, e parte. Fa un giro pel piano del palazzo reale con una celerità in-
credibile, e torna: *Un'altra limonea, presto:* beve, paga, apre rabbioso la porta, e fugge battendo
i piedi a terra, ed esclamando: *maledetti granchi,
vi calpesterò.* Che negozio è questo? ed eccolo di
nuovo fare il solito giro, ed eccolo là vicino a
S. Carlo fra le immondezze a depositare la gelida
bevanda; ristarsi alquanto, guardar quinci e quindi
e riprendere il suo rapido incerto cammino. Io lo
riveggo alla Galitta divorarsi della neve, come un
febbricitante, e fuggir col passo della tigre, entrare

in un portone, ed uscirne. È un pazzo? no, è un coleroso; eccolo dal Farmacista prendere 12 gocce d'olio di camomilla; ognuno lo guarda, nessuno lo segue; tutti tacciono, e inorridiscono. Egli mi passa innanzi.. *oh quantum mutatus ab illo !* non si riconosce, è uno spettro, che vacillante cammina conservando a forza le potenze dell'anima, che coraggiosamente cerca sostenere quel bruttissimo corpo, che precipita da tutte le parti. Dopo tre giorni nel caffè istesso, bello e fresco veggo, o parmi di vedere, il *calpesta-granchi,* quello che fuggiva il *Colera* col *Colera* su le spalle, con una brigata di amici e una bottiglia di Rum. Egli scherza, egli ride, egli racconta — *Il Colera mi afferrò alle 10 del mattino dell' 11 Novembre. Io son fuggito di casa, nè vi sono tornato che per dormire, e mi son svegliato sano. Non fu che l'affare d'una passeggiata.*

LA REDUCE DAL CAMPOSANTO

(12 NOVEMBRE)

Brillava il dì dal giubilo,
La gioja un sogno fu:
Un lampo che fra tenebre
Balena, e non è più.

Piangeva a sera il giovane
Il suo perduto amor;
Piangea la figlia esanime
La madre nel dolor:

Ma della vita l'Angelo
In lei ch'estinta è già
Soffiò vitale un'aura
Sospinta da pietà.

Le rose del connubio
Pur anco ravvivò;
E dalla tomba al talamo
Risorta la guidò.

MATTIS.

STRAPPATE *quella misera da quel letto di morte: essa spirerà di dolore su la figlia, o avvelenata dal contagio.* E la desolata madre viene a forza condotta via.

Rimane la vergine coronata di fiori in quell'umile albergo a Borgo Loreto, colle mani avvinte da un rosario ad una piccola croce, e con una palma al fianco simbolo della verginità. Essa giace su quel letto istesso che servirle dovea di talamo nuziale, allestito dall'industria delle sue mani per gravi e lunghe fatiche. Un lume di creta arde a terra, e manda una trista luce su quelle deserte affumicate pareti.

Alcune donne si aggirano intorno a quella casa custodi della morte, non osando starle d'appresso per tema del contagio. Altre nella casa rimpetto a porta socchiusa tengono questi ragionamenti. *Povero Gennarino, domani tornando da Capua troverà questa sventura! — Si doveano sposare a Natale — Ah! l'amava tanto quel buon giovane!* — *Lo meritava*, soggiungeva una più delle altre avanzata in età: *era una saggia e laboriosa ragazza, difficile a trovarsi in questi tempi!* ed intanto un rumor cupo si sente di lontano che tronca quei discorsi. *Il Carrettone!* gridano le donne dalla strada — *Fermatelo;* rispondono queste, ed escono con una lucerna, ed i ragazzi con tizzi accesi a fargli barriera. Quando le fu vicino si mossero a pregare i becchini che si togliessero con loro una morta di Colera. *Il Carrettone è pieno.* — *Per amor di tutti i santi, portate via quella vergine che pesa quanto una penna, e liberateci dal contagio.* — *Non si può;* disse il cocchiere con aria risoluta e magistrale, e già sferzava i cavalli, quando s'intese chiamare a nome, e girando d'intorno lo sguardo dall'alto suo seggio scorse fra le supplicanti un'antica sua conoscenza. Si fermò; e comandò ai becchini di adagiare la vergine ultimo cumulo su i cumuli de' morti, e batte i destrieri.

Lieta la feminea turba preceduta da ragazzi con i tizzoni ruotanti corre a far consapevole la misera madre di aver mandata con Dio la figlia contagiosa, e ponendole su le ginocchia la chiave della derelitta casa si licenziano, augurandole la buona notte.

Dopo brev'ora quella infelice inconsolabile, veggendo che il suo dolore era di peso a quella famigliola che l'aveva accolta, risolvè di tornare a casa, onde dare libero sfogo al cuore troppo ripieno di amarezza; e si partia sola, ricusando ogni compagnia, e vi giungea, e fuor di mente battea alla porta perchè la figlia le venisse ad aprire, e con un profondo sospiro acccorta dell'inganno con mano tremante disserrava quell'uscio. Il lume era vicino a spegnersi; essa gli dà coll'alimento la vita, e dice piangendo — *Oh! così si degnasse la Madre degli Angeli di risuscitare mia figlia!* — e pronunciò queste parole con tanta credenza e carità, che se mai prego mortale si aprì la via fra le nubi e volò dritto alla sede de' beati, certo fu quello.

Poi la deserta volge intorno lo sguardo, e si ferma immobile in mezzo a quella casa, e le corre al pensiero una falange d'idee triste, dolorose, e rivanga la serie de'giorni di sua figlia da che nacque fino all'ultima di lei ora, ed ogni oggetto ne le risveglia la memoria: là il di lei filatojo, e la sedia, qui un abito appeso ad una fune a traverso l'angolo de'muri, ch'ella bacia e innonda di lagrime disperata coprendosi con esso il viso: era in quell'anima un dolor solo, ma profondo, ma infinito pari all'eternità. Stanca, spossata, si asside: e come è concesso dalla natura agli estremamente addolorati, una calma, e quasi una gioja successe a quell'abbattimento. — In tale stato, nell'alto silenzio

della notte ella ode questa canzone quasi dettata
dalla sventura:

Tu che a Dio spiegasti l'ali,
O bell'alma innamorata,
Deh ti volgi a me placata:
Teco ascenda il tuo fedel!

e riconosce la voce del fidanzato di sua figlia, la
quale viene troncata ad un tratto villanamente da
queste acerbe parole: *Canta! canta! e Carminella
è morta.* — *È morta?* con tuono spaventevole di
chi viene da un pugnale ferito, riprende colui che
graziosamente cantava. — *È morta!* come l'eco
della foresta replicò la misera madre. — La porta si
spalanca, ed essa ancora abbandonata su la seggiola
si vede innanzi l'amante disperato a gridare... *È
morta? s'ella jeri scherzava meco?...Morta?...
annegata?...morta? colpita dal fulmine?....
Morta? quando?..come?..perchè?...chi me
la tolse?...chi me la uccise?* — *Il Colera...*
disse singhiozzando la desolata — *E dov'è adesso?
Ah me l'hanno strappata! è al Camposanto.*

Il pianto le grida e la disperazione dell'innamo-
rato giovanetto svegliarono le curiose vicine accorrenti a quell'abitazione che risuonava del pianto
del dolore; quando un novello inatteso straordinario spettacolo arresta per via i loro passi. — Ritornava lentamente il Carrettone aperto. Tre donne
in piedi alzate vi stavano dentro belle e giulive co-

me le tre Grazie; un leggiadro giovinetto che avea
l'immagine dell'Imeneo teneva in mano una face,
ragazzi, uomini e donne a torme con fascine accese
lo seguivano battendo festivi le mani e schiamazzando. Non era più il carro della Morte, ma il cocchio di Venere. La sorpresa, il frastuono confondono le voci e le domande. Esso vien fermato dal
condottiero innanzi la porta della fidanzata: ella
fu trovata viva nel tumularla, e vien restituita alla
casa paterna. Tutti circondano il nero Carfettone:
l'idea del contagio fugge da tutte le menti, tutti
fanno a gara di vederla, di toccarla, di baciarla.
Il fidanzato se la reca su le braccia, ella gli sorride, la madre che avea resistito al dolore sviene per
la gioja, la creduta morta la consola, e la richia-
ma ai sensi.

Fatto giorno, tutta Napoli corse a vedere la reduce dal Camposanto, che risanata passò dalla tomba all'ara nuziale.

IL CONVOGLIO FUNEBRE

D'UN AVVOCATO

(13 NOVEMBRE)

N'ebbe orror la montagna e si commosse,
Mugghiando per pietà dell'infelice.

MONTI.

FRA il compianto de' suoi muore un avvocato,
onore del Foro e speranza della famiglia. La madre
lo fa vestire del suo miglior abito nero, come era
uso quando andava in tribunale. La moglie piange
e rifugge all'idea che la sua cara metà sia gettata
nel carrettone e confusa con la feccia della plebe.
Fu chiamato un facchino col quale si contrattò di
recare la bara al Camposanto. Vide quel furbo giacente sul letto così ben vestito l'avvocato, e a quel
colpo d'occhio formò il suo esecrabile progetto, e
partì.

Eccolo all'ora prefissa colla bara sul capo e dentro il capo questi ladri pensieri. *Ne ha spogliati
tanti costui !.. e che male sarà alfine s'io spoglio
lui?.. ed a qual uso potrebbe servirgli adesso quel-
l'abito? E poi ... e poi ... se non lo farò io, vi sarà
forse chi lo spoglierà ... e pensa ...ma...come con-
segnarlo nudo a quei del Camposanto? — Oh! vi è
necessità per coprire il suo corpo di quella terra?—*

E si accinge a deporre su la strada la bara: non appena deposta, ecco gente! Sono due cacciatori. — *Che fai briccone? — Come vedete, signori, mi riposo. Pesa tanto la coscienza di questo avvocato, che mi ha stanco. Finora ho portato lui, adesso egli porta me.* Uno ride, l'altro piange, e partono. *Eh! qui non istò bene;* ed eccolo di nuovo con la bara sul capo, e così tra sè stesso meditava. È notte: là su quel monticello.. e poi... giù nella valle... E così fece. Il cadavere nudo come venne al mondo giù per la balza, e l'abito nero nella cassa mortuaria: cadde il misero avvocato, e nel cadere si ode un tremendo rumore. Ecco un lume, ecco un contadino, eccone due, tre usciti da' loro abituri: *Cielo! un uomo si precipitò dalla balza: no, è un cadavere.. — Che Dio ci liberi! i cadaveri ci piovono!* ... Il terzo contadino vede tra la vetta del monte il chiaro cielo irraggiato dalla luna, camminare un uomo con una bara in capo, come vediamo su la cárta incerata e trasparente le ombre impalpabili. Lo indica, e tutti corrono ed attraversano la strada al contento possessore del bell'abito nero. *Briccone d'onde vieni?* Franco il furbo risponde *dal Camposanto. — Non è questa la via.— Mi sono sviato per ristorarmi con un bicchiere alla bettola qui vicina.—Furfante, non è vero; volta strada, vieni con noi.* Egli cerca fuggire; n'è trattenuto: nella lotta la bara cade, e n'esce l'abito nero, come ombra accusatrice dell'estinto. I contadi-

ni: *ah ladro, assassino muori!* Il facchino a terra
con mani giunte: *misericordia!—inprigione!—Ah
per amor delcielo, sono un povero padre salvato
dal colera* — *Dov'è il cadavere?* — *M'è fuggito*
—*Infame, hai coraggio di scherzare.* — *Sì, mi è
scappato dalle mani mentre lo spogliava, ed è caduto ... non so* — *Noi te lo insegneremo* — Scendono per una china fra bestemmie minaccie e preghiere: giungono ad un abituro innanzi la porta
del quale il ladro vede il corpo del suo delitto, cioè
l'avvocato disteso a terra, e uomini e donne e ragazzi
col lume a contemplarlo.—*Chi è questo infelice?*—
*È l'avvocato ... che abitava vicino all'Orto Bo-
tanico.* Ognuno compianse l'estinto, vi fu per fino chi riconobbe la di lui fisonomia a traverso la
trasmutazione del male e della caduta. Il ladro fu
costretto a rivestirlo, e mentre facea della necessità una virtù di pentimento, mormorava fra denti:
*Neppure dopo morte si lasciano spogliare costo-
ro!* La cassa era rimasta in pezzi sul monte, ma fu
costrutta una novella bara campestre. E quei pietosi
contadini con fiaccole e lucerne cantando preci
accompagnarono al Camposanto il convoglio funebre dell'avvocato.

I PROFUGHI DI NAPOLI

(14 NOVEMBRE)

Sempre è maggior del vero
L'idea d'una sventura,
Al credulo pensiero
Dipinta dal timor.

METASTASIO.

(Frammento di una lettera)

» . . . . Ah non son questi più que' luoghi, ove
» ne' miei primi anni passava giorni tanto felici! —
» Ah non è più quel tempo, in cui vagheggiava con
» una mente calda d'illusioni la terra che accolse
» i primi vagiti del Cantor di Goffredo! — Queste
» amene colline, queste ridenti piagge, queste ve-
» tuste memorie, questo asilo delle Sirene non par-
» lano più al mio cuore. Io non vedo che Napoli,
» io non sogno che Napoli, non già abbellita di
» quel sorriso della Natura, di quella gioja degli
» abitanti; ma squallida, deserta, dolente, in preda
» ad un orribile flagello! — Assiso su le rupi di Ca-
» podimonte, di rincontro mi si presenta un qua-
» dro, che una volta mi destava dolci e brillanti im-
» magini, ora terribili e fantastiche! Io traveggo
» nel Vesuvio, un mostro distruggitore che si alza
» gigante: io traveggo nella derelitta Napoli, una

» vittima che prostrata al suolo implora pietà: io
» traveggo nel malinconico tramonto del sole, l'ul-
» tima partita di coloro che cadono ne' di lui arti-
» gli: io discorro col pensiere le triste contrade: io
» entro nelle desolate case, vi sento l'agonia de'
» moribondi, le grida degli orfani, il dolor degli
» amici: io piango al vostro pianto!

. » Quando c'incontriamo tutti quelli che una co-
» mune sventura ha gittati su di una terra, a poche
» miglia dalla quale regna la desolazione e la mor-
» te, noi ci contraccambiamo degli sguardi troppo
» loquaci. Noi stranieri gli uni agli altri ci affratel-
» liamo, c'interroghiamo su le novelle di costà —
» Noi attendiamo il ritorno delle barche, come Noè
» e la sua famiglia attendeva la colomba diretta al
» Signore — Noi speriamo ogni giorno ricevere
» un ramo di ulivo; ma ahimè ci portano cipressi!
» — Noi palpitiamo nel ricevere una lettera; i
» nostri sguardi si affisano sul suggello: la mano
» trema nell'aprirla .... Ah l'idea che qualche per-
» sona a noi cara ci sia stata rapita pesa troppo su
» l'anima!

» La nostra afflizione si aumenta allorchè vedia-
» mo arrivare novelli profughi. Noi leggiamo su
» le loro fisonomie che il morbo infierisce — Una
» sera io vidi due giovani a cavallo, vestiti a bru-
» no, tristi e pensosi proceder lentamente per la
» strada che conduce a Massa. Essi avevan perduta
» una tenera madre ed una affettuosa sorella, ed

» andavano a confonder le loro lagrime con quelle
» di un'altra sorella da pochi dì votata a Dio —
» Sventurati! Essi non avean più sorelle su la ter-
» ra! Una era volata con l'anima all'Eterno, l'al-
» tra col pensiere!

» Verso il tramonto tutta questa pia ed ospitale
» gente si raduna nella Chiesa del suo Protettore.
» È là che si fa sentire la voce di questo zelante
» Pastore, che prega pace per la città dolente, che
» rassicura le menti sgomentite de' suoi figli con
» parole piene di santa unzione. — Ah la religione
» è il porto sicuro ove possono trovar salvezza i
» cori travagliati dalle tempeste della vita! — Quel
» religioso raccoglimento, quelle preci sommesse,
» quel pianto soffogato, quel suono misterioso del-
» l'organo, quella malinconica luce de' ceri, quel
» profumo d'incenso ...... È un quadro degno del-
» l'elegiaco pennello del Sanzio! E quando il Pa-
» store ministra la benedizione di Dio ..... il no-
» stro corpo è là, l'anima è a lui!

» Questa sera io ritornava a casa con l'animo
» più preoccupato del solito, quando vengo scosso
» da un movimento straordinario di persone nella
» strada. Un parlar sommesso, un chiuder di bot-
» teghe, un camminar veloce, da per ogni dove
» un mistero che annunziava una imminente sven-
» tura — Domando al primo: mi guarda, non ri-
» sponde e passa — Domando ad un altro — *Il
» colera invade queste contrade!* e parte — Un

» terzo — *Questi sciagurati ci portano il conta-*
» *gio!* e fugge — Un quarto — *Un marinaro re-*
» *duce da Napoli è stato colpito dal morbo!* e
» corre verso la marina — Una forza magnetica
» trascina anche me — Entro nel diruto Monaste-
» ro de'PP. Teatini, percorro que'deserti corridoi,
» mi affaccio a quel luogo ehe sovrasta la marina:
» il cielo è nero: il vento di scirocco fischia orri-
» bilmente: il cupo fragore del tuono lontano pre-
» sagisce un temporale vicino: io veggio soltanto
» un brulichio di gente su la spiaggia, ed una barca
» agitata dalle onde: io sento grida e pianti, misti
» al tetro eante di coloro che vanno a porgere il
» conforto della religione a'moribondi: la cam-
» pana del Monastero squilla funerei tocchi —
» Silenzio profondo! — Un chiaro lampo rischiara
» quella lugubre scena — Oh vista! — Un cada-
» vere giacente su la barca, un sacerdote in atto
» di benedirlo, una donna svenuta, tre fanciulli la
» circondano, una moltitudine atterrita ...... Un
» grido — *È morto!*..... E la folgore che scroscia
» lo ripete di valle in valle, ed annunzia che il fla-
» gello pende ancora sul nostro capo!..... »

GLI ORRORI DEL PENDINO

(15 NOVEMBRE)

———

> Carri su carri e sovra morti morti.
> ESCHILO.

AVANZANO ancora due ore di sole, ed io passeggio per la desolata via de'Mercanti, che serrano le loro botteghe come nell'ultimo giorno di Carnevale, non per andare al tripudio e alle gozzoviglie, ma atterriti dalla vista di tanti morti, per chiudersi in casa, o per recarsi al tempio a pregare Iddio, onde cessi quest'orribile flagello.

Io cammino a notte per una strada di fuoco: le spesse e grandi fascine con che i devoti accompagnano il Viatico, le tante e tante volte passato e ripassato per colà, hanno lasciata questa fiammeggiante traccia che accresce l'oscurità e il terrore.

Sento prima alle spalle, poi al fianco passarmi donne piangenti sospirose che pel dolore parlano sole come a persona, nominando chi il figlio, chi il padre, chi il fratello con tale accento che tocca tal corda del mio core, da costringermi a forza al pianto.

Tutte quelle donne si avviano ad una illuminata Farmacia; gratuitamente dischiusa tutta la notte per la provvidenza del Governo a pro de'colerosi, ma essa è affollata come bottega di Confettiere la vigilia del Natale. Partono disperate le misere per una più lontana. Quelle che ne ritornano, affrettano ancor più il passo meno addolorate, e quasi allegre, credendo di recare coi medicamenti la vita ai loro cari infelici.

La morte intanto passeggia tacitamente per quelle vie senza essere annunziata dallo squillo de' sacri bronzi.

Io in quell'ora tarda non so dove volgere il passo, urtato da becchini che non più in bare, ma portano i cadaveri su le spalle, e s'incontrano, e si domandano, e van gridando: *Donne, chi ha il morto?* e nella confusione spesso orribilmente al pari della morte picchiano una porta per un'altra, chiedendo ad alta voce: *Il morto;* e svegliano dall'affannoso sonno degli sventurati, che a quelle malaugurate parole agghiacciano di terrore.

Ecco il Pendino! Tutto è silenzio: dai varî vicoletti che mettono foce in questo campo di morte, si vede di tratto in tratto una lanterna tenuta da un ragazzo e due uomini, uno accavalciato all'altro; ma uno cammina, l'altro è cadavere.

Io sono obbligato a passare per un angolo di questa piazza. Tre persone stanno in guardia colà ad un orribile deposito. Uno di coloro mi dice bruscamente che io affretti il passo: volgo lo sguardo fuggitivo involontariamente, e scorgo...orribile vista! giacenti a terra braccia, gambe distese, ed in-

crocicchiate sopra altre braccia e gambe, piedi, bu-
sti, teste su teste, nell'oscurita traveduti da me per
la lampada, che uno dei custodi si tenea, e rischiarava in parte quel terribile gruppo che attende il
Carrettone e l'ora della fossa.

Io mi affrettava a fuggire ..., il tempo imperver-
sava: quella vista mi aveva gettata l'anima in tale
profonda sorpresa, che le avea tolta la potenza di
pensare. Lontano di quel funesto luogo mi destava-
no i spessi canali di acqua che di quando in quando
faceano rintronare il mio ombrello. Ah! questa
pioggia bagna per l'ultima volta quei corpi ora in-
sensibili agl'insulti della natura, e questo mio corpo cammina colla speranza di un giorno migliore,
e quelli non hanno più speranze, nè più timori!
Ciò che dava senso, e moto a quei corpi si è diviso
da essi e per sempre .... avrà percorsi infiniti
spazî ... cui umana immaginazione non arriva ...
E volgea in mente tutti i pensamenti su l'anima, e
le novelle, e le antiche dispute delle immense generazioni di questa specie detta ragionevole, e de-
clamava il monologo dell'Amleto di Shakspeare:

O sfere, o no, la quistione è questa. ....

e giungeva a mezza notte a casa quasi disprezzando
la morte.

LA NOVELLA SPOSA

(16 NOVEMBRE)

———

> . . . . Qui, fra le mense,
> Tra le delizie, e l'armonia del canto;
> Si bee talor nell'oro infido morte.
>
> ALFIERI.

LE sale dei grandi, dove il mio stoicismo disdegna
portare il piede, pure una volta si aprono al mio
sguardo. Sono esse tempestate di tante faci, che
le diresti illuminate dal sole se fosse bianca quella
rossiccia luce. — Quale spettacolo! quanta grandezza! qual lusso! — Drappi dorati ondeggiano per
lo slancio de' cavalieri, e delle bellissime dame dan-
zanti; ma di tutte la più vaga è quella gentile di bei
capelli e dei grand'occhi neri. Le preziose gemme
che l'adornano più che darle, acquistano da lei una
nuova bellezza. Ella è la corteggiata da tutti, la
regina del nobile convito, è la novella sposa.

Io confrontava silenzioso quell'abbagliante vista
colla tristissima scena della notte antecedente, e,
o perchè le impressioni profonde di due oggetti im-
mensamente contrarî, o perchè gli estremi del bello, e dell'orrendo si toccano, le due gravissime sensazioni mi scesero ugualmente al cuore, e mi la-
sciarono muto e istupidito per la diversa sorpresa.

Io m'involava spensieratamente di là, internandomi
in altre meno tumultuose sale, quando delle grida
lontane, uno scoccar di scuriade percuotenti destrieri, e un rumor cupo di sonanti grandissimi cocchi,
mi trassero ad una di quelle finestre; e vidi venir
correndo per la sottoposta via due funerei Carrettoni, che i malvagi condottieri non volendosi cedere
la manó faceano volare, come se corressero alla
meta, e nel cantone del palazzo festivo con orribile
urto percuotersi, infrangersi, seminando quel terreno dei cadaveri di cui eran ripieni. — Oh augurio!

Ma ecco quella turba festiva stanca della danza,
e lieta di sua comparsa, sedersi giuliva al nuziale
convito. Sta accanto della giovinetta sposa la genitrice, dall'altra il nobile e bellissimo sposo. Non
invitato a quelle nozze parmi aggirarsi quel fatale
Cavaliere giunto a noi sul negro palafreno orribilmente sì ch'io non lo scrivo, fra il fumo della mensa egli scorre per tutto e presenta alla madre e poscia alla figlia un'orrida tazza avvelenata, nella quale bagnarono le labbra milioni di viventi, e caddero morti.

Dov'è la festa? dove quei visi allegri? — Due
donne si abbracciano piangenti sopra un sofà. —
Una turba di cameriere confuse, di amici e parenti
costernati, di servi accorrenti stanno loro intorno.
Ov'è la festa? — Lo sposo come colpito dal fulmine
non sa formar parola. Il mio sguardo penetra alla
fine come un raggio in mezzo a quella folla. Ahi..

una di quelle misere donne abbracciate, è la gentile dei bei capelli...l'altra è la madre che la piange disperatamente, perchè la sa colpita dal *Colera.* Dividete quelle sventurate! Esse si stringono al seno per l'ultima volta; entrambe sono preda di morte; e quella madre, che teme tanto per l'amata figlia, spirerà prima di lei!

LO SPAVENTO

(17 NOVEMBRE)

———◆———

Caron, che dalla barca ferrugigna
Vide frattanto l'implacabil zuffa,
Il cagnesco dentame ora digrigna,
E le due combattenti ombre rabbuffa.

MINZONI.

PORTO è sempre la reggia dell'orribile *Colera*,
che gigante stende le braccia al Pendino, al Mercato, a Chiaja, e fa stragi. Il vento, la pioggia, i
fulmini si uniscono coll'indomabile mostro ad ac-
crescerne il terrore. Non si muore che di *Colera*,
gli ospedali son pieni, i medici ed i soccorsi vengono meno, ma non le vittime da lui colpite. Il bul-
lettino de'morti vi annunzia periodicamente che il
male si mantiene sempre nella stessa bilancia di
prima: l'avvenire per noi è un vasto deserto dove
non si scorge un tugurio, un monte, un termine.
Napoli è un campo di battaglia, una tomba, in cui
si consuma ciò che v'è dentro. Intanto i Carrettoni
s'incontrano, ed eccone uno vuoto in mezzo la piazza del Mercato. Ecco là in una botteguccia di un
macellajo, vicino ad un letto un ragazzo con un lume in mano a contemplare come Psiche, un ben altro Amore giacente col viso coperto del pallore di

morte e con dei solchi di nera tabe, versata dalla
bocca: due sedie intorno al banco, un gran fiasco
di vetro tinto di vino, un mazzo di logore e sucide
carte da non potersi distinguere la donna di coppe
dal re di denaro; tutto annunziando che i custodi
del morto, avendo terminato il vino, l'avevano abbandonato in balia de' Becchini; ed eccone entrare
il primo, che per più anni col viso coperto di un
nero velo avea vergognosamente, stendendo la mano, chiesto l'elemosina a Porta Sciuscella, ora can-
giato mestiere, baldanzosamente chiede all'araldo
ragazzo: *Che Diavolo! non c'è nessuno qui che guarda il morto?* Lo segue un altro che avea scambiato l'ambulante sua bottega di Ciabattino pel lucro-
so Carrettone; e mentre questi getta un guardo non
per compassione su l'estinto, ma per misurare le
sue deboli forze contro quel diavolaccio che spor-
geva i piedi fuori del letto come se fosse l'ultimo
dei titani, l'Accattone avea aperta una porta, e facea le maraviglie, vedendo nell'altra stanza un altro morto; e rivolto al socio dicea: *Noi quanti morti dobbiamo levare di qui? — O bella! uno,* rispondea quell'altro. *E qui ve ne sono due: guarda;*
e si avviarono a quell'altro letto, e quello era vera-
mente un morto. *Che cosa fare adesso? — Por-
tarli tutti e due — Avremo nella confusione sentito male. — E poi il Camposanto non ricusa
morti — Tanti più pezzi, tante più belle patac-
che — Provvidenza del cielo!* e dopo di questo

6*

dialogo, passarono alla prima stanza, e presero il primo come il più pesante; e già il Ciabattino stava a gran stento sul Carrettone, e l'altro lo spingea con mala grazia, sì che il morto dando il capo fortemente, si risuscitò, e si vide in un precipizio; ed abbrancò con le forti braccia il Ciabattino, e caddero in un fascio dentro il Carrettone. *O spavento!* gridarono l'accattone e il carrettiere fuggendo. Per sorte il becchino restò sopra ed ebbe agio di fuggirsene, dopo che il morto gli avea consegnati quattro buoni pugni alla disperata, che alzandosi in piedi nel Carrettone perorava ai fuggenti come Cajo Gracco dalla tribuna: *Invano fuggite, infami assassini, l'avete da fare con Gregor con Grego gor gor;* e quella *r* ostinata che mai non potè uscirgli sana dal gorgozzule ruppe la sua aringa, e si precipitò dal carro per inseguirli facendo dieci passi a Ponente, ed altri dieci a Levante; finalmente lasciò quella piazza susurrando come un moscone. Il Carrettiere opinò bene allora di tornarsene al suo posto. Ma ecco una folla di gente bestemmiando, sboccare dal vico a lui rimpetto, e tribuno di quella plebe infuriata, venire il garzone del macellajo, il creduto morto, e tutti provvisti delle immancabili armi *lazzaronesche.* Alle prime due sassate i lampioni del carro furono in pezzi: a salvarsi da quella mitraglia incessante, il povero carrettiere, non trova nella confusione altro espediente, che gittarsi entro il Carrettone e serrarne il coperchio. Incauto ! non sapea che quello appunto si volea distrutto, e già si sentia bombardare da tutte le parti, quando fu costretto venire a capitolazione ; ed uscia come dal Toro di Falaride dal Carrettone questa voce compassionevole: *Non mi ammazzate per carità!* Ristanno quei furibondi perplessi ed atterriti : aprono poi il Carrettone, e vi trovano quel desolato mezzo morto per la paura di quello che gli era avvenuto, e più per timore di quello che s'immaginava di dovergli avvenire : ma lo rincorò e lo tolse d'imbarazzo questo pietoso detto: *Ecco un altro infelice che volean portar vivo al Camposanto. — Sì*, riprese il carrettiere secondando quel vento che potea solo salvarlo, *quei bricconi mi hanno posto ... — Come a me*, disse Gregorio, *io ... un bicchiere ... addormentato ... e già morto ... corpo del diavolo ...* e stringe un pugno alzando il braccio e gridando come un indemoniato: *non son Gre .. go .. go ... Grego ... gor ...* ma quella maledetta si oppose nuovamente e in basso tuono troncò la parola e la minaccia. Mentre altri fremendo diceano *: Questi infami vanno perdendo i morti per le strade e conducono i vivi alla fossa ;* e volti al carrettiere: *Hai avuto paura, buon uomo?* — *Molto : si tratta di vita ;* e stendendo ambo le braccia Gregorio prendeva il suo compagno di sventure per mano, e come un antico sguajato cavalier servente lo ponea sotto il suo braccio. *Vieni .. con me ... alla taverna ... il vino ... ti farà passare la*

paura . . . pago io . . . paga Gre . . gor : e quì
di bel nuovo impuntando, barcollando si diresse
alla taverna.

Compresi da ben altro spavento i due Becchini
si erano rifuggiti colà per ristorarsi col bicchiere
dal sofferto terrore, quando videro venire tutta
quella gente, e si credettero perduti; ma il buon
tavernajo che avea ben compreso come andava
quella faccenda, si frappose, e il primo a perdona-
re i Becchini fu il furbo carrettiere. Gregorio non
volle cederla in generosità, facendo bere tutti in sua
compagnia, ed esso pagò per tutti, e si addormentò
sopra una panca, mentre i Becchini si avviarono a
prendere il vero morto, e tutto entrò nell'ordine.

IL FORO

(18 NOVEMBRE)

Alta manet justitia.

CAMMINAVA in questo giorno per la strada Tribunali, la cui tristezza armonizzava co' miei foschi pensieri. Arrivato al Castel Capuano, luogo che le armi cedettero alla toga, non avendo come meglio spendere il mio tempo, mi prese desiderio di entrarvi — Quell'ampio cortile che vidi altre volte ingombro di carrozze e di gente affaccendata era vuoto. A' cancelli delle prigioni non vi stava affacciato alcun detenuto: nello interno di esse non si udiva rumore di sorta alcuna: i soli misurati passi delle sentinelle, che passeggiavano sotto i portici, rompevano quel malinconico silenzio — Io ho guardato sempre con sentimento di compassione quell'asilo, ove sovente l'innocenza vive confusa con la colpa, ed il pensiere che qualche sciagurato ivi racchiuso stesse per essere colpito dalla spada della giustizia, mi faceva fremere: ma in quel momento l'animo mio non fu scosso da queste emozioni — Tutti eravamo sottoposti ad un giudizio capitale, e la inappellabile sentenza pendeva presso il Tribunale del Giudice Supremo.

Salii la scala di rimpetto ed entrai in quelle vaste e maestose sale, abitate un tempo da' Reggitori del nostro regno — Ahimè ! quella folla di avvocati, di litiganti, di venditori, di oziosi, di accattoni era sparita : quel confuso e perenne gridio più non si udiva. Gli uscieri seduti inoperosi a' loro banchi, e poche persone che vi si aggiravano mi fecero sovvenir di quel verso di Virgilio :

Apparent rari nantes in gurgite vasto.

Non di meno uno di quegli officiosi schiamazzatori, precedendo un Magistrato, gridava a perdita di fiato, per l'abitudine del suo mestiere : *Date luogo.* — Ma oramai ve n'era tanto da poter offrire una corsa di bighe senza offendere alcuno.

Le camere ove si reggeva giustizia stavano aperte. Un vaso situato nel mezzo di esse tramandava un puzzo di cloruro di calce, aceto, rosmarino, che toglieva il respiro. I Giudici chiusi affatto ne' tabarri, co' cappelli calcati su la testa se ne stavano seduti al loro posto in un profondo silenzio, come i Senatori Romani nella invasione de' Galli. Le cause si chiamavano, ma pochi avvocati si presentavano alla sbarra. — Una causa generale sembrava aver sopito tutte le liti particolari !

La vista di quel luogo mi aveva gittato in triste riflessioni, quando una voce che aveva del sepolcrale trionfò della mia distrazione. Essa partiva da un uomo alto, secco, vestito di nero, il cui volto giallognolo era chiuso per metà da due alti e ben inamidati collari. Egli se ne stava fermato vicino ad una di quelle Camere, con un fascio di carte sotto l'ascella sinistra, e discorreva famigliarmente co' portieri addetti alla medesima. La sua fisonomia giuliva faceva un contrasto con quella di questi ultimi, malinconici per la scarsezza de'loro lucri. Sorrideva ogni volta che uno di quelli dopo aver gridato più fiate il nome de'contendenti sotto la soglia, rientrava per annunziare al Presidente che nessuno compariva. Di tanto in tanto affissava gli occhi suoi aquilini in talune liste appese presso le imposte degli usci, e fregandosi le mani con una gioja simile a quella dell'usurajo quando numera il suo oro, diceva: — *Non ci voleva che il Colera per far esaurire questi eterni ruoli!* —

Vien chiamata la sua causa. Egli gitta il cappello su la panca, afferra una di quelle vesti nere che vestono gli avvocati quando si presentano dinanzi a'Giudici, frettoloso se l'assetta, ma scambiando il buco della manica, intromette il braccio in una sdrucitura, e tra i rimproveri de'portieri entra nella Camera. Stava per incominciar la sua aringa, allorchè un suo confratello tutto ansante si fa vicino la sbarra, e dice: — *Signor Presidente, questa causa non può trattarsi* — Perchè? grida il primo — *Il mio cliente è morto di colera questa notte. Ecco l'attestato* — È *un cavillo, Signor Presidente, perchè la morte della parte avversa non è di ostacolo che la causa venga decisa;* e qui incominciò con un tuono pesante e con un

accento monotono ad infilzar tante ragioni legali,
che producevano su l'animo de' giudici lo stesso effetto delle battiture che Serse fece dare all'Ellespon-
to; ma una magica parola pronunziata dal Presidente interruppe e diede fine alla sua argomenta-
zione — *Decaduta* — La fisonomia di colui allora
divenne sereziata di macchie più gialle ancora di
quello che ordinariamente sono le tinte biliose, e
di un rosso cupo, e gittando uno sguardo di vipera
sul trionfante avversario, uscì. — Il portiere nel
togliergli la veste con un'aria di compiacimento gli
disse — *Signore, mi pare che il Colera non ha
rispettato nemmeno la vostra causa.* — Egli prese
il suo cappello, e smozzicando talune parole, a capo chino andò via. Soddisfatto di aver veduto puni-
ta la insensibilità di colui, mi partiva da quel luogo con l'animo meno attristato di prima; ma nel-
l'uscire trovai molta gente affollata presso quella
colonnetta isolata, su la quale un tempo coloro,
che venivano ammessi al miserabile beneficio della
cessione dei beni, si mostravano al popolo, a suon
di tromba. Mi avvicino e veggio in una lurida bara
il cadavere di una misera vecchia, esposto colà
per essere riconosciuto. Io guardava con raccapric-
cio quel volto difformato dalla morte, dalla intem-
perie di una notte tempestosa, quando mi scosse un
grido che partì da quella folla di curiosi — *Mia madre!* — ed un giovanetto scalzo e coperto di cenci si
precipita piangendo sopra quel corpo inanimato!

LA DISPERAZIONE

(19 NOVEMBRE)

—•❦•—

Impetuoso, irresistibil turbo,
Sterpa, trabalza al suol, stritola, annulla
Del par la mala infetta pianta, e i fiori,
Ed i pomi, e le foglie.
ALFIERI.

ABBOMINAZIONE *a voi, o stanze maledette, ove perdei genitori fratelli e sorelle! Esecrazione a voi, funeste pareti, che chiudete la massima mia sventura! Cada su te l'anatema del cielo, malagurata casa! non mai venga viso umano ad affacciarsi alle tue mura, e, fin che si adeguano al suolo, servan di nido allo sihifoso ragno ed ai lugubri augelli abitatori di sepolcri! Maledizione a voi, o scale, che mi vedeste la prima volta ascendervi felice, e che ora calpesto piangente e desolata! S'apra un abisso e inghiotta te, o strada S. Bartolomeo! E a voi, crudeli vicini, che per me non versaste una lagrima e mi sfuggiste come la chioccia coi suoi nati fugge dal nibio, sopra voi, e su' figli vostri cada infelicità pari alla mia!* Così querelandosi abbominando, e maledicendo sotto il braccio del fratello una giovine di quasi anni 25 superstite di una numerosa fami-

glia distrutta dal *Colera* abbandonava la sua abitazione per recarsi in stanza migliore. Il vento misto
alla pioggia secondava mugghiando i suoi lamenti, e
un grande cane negro abbajava innanzi ai loro passi.

La notte degli 8 novembre, due uomini avvolti
ne' loro mantelli, bagnati dalla pioggia si trovano
innanzi alla porta di un medico spinti dalla medesima premura e nel medesimo tempo, si che non
sanno chi primo deve tirare il laccio del campanello. Mentre la serva viene ad aprire appoggiati ai
loro ombrelli uno rimpetto all'altro si guardano in
faccia, entrambi pallidi, entrambi atterriti. Uno si
fece a chiedere — *Voi forse signore venite a cer-*
care del medico per la comune sventura? No, rispose l'altro, *no spero di no . . . almeno . . . e*
percosse disperato il piede al suolo; *ah la sareb-*
be troppo crudeltà ! La porta si aprì, ed entrarono senza farsi complimenti impetuosamente in quelle stanze.

Sono le undici della notte, e uno di quei due
col medico stanno in una bellissima camera innanzi un letto. Nobili donne si affacciano sul limitare
della porta, crucciose e pentite di un'incauta pietà: il medico osserva un'ammalata e si turba e scuote sospirando il capo. Una matrona lo interro-
ga autorevolmente di palesare su la sua coscienza
che malattia è quella. Egli non può mentire, e con
dispiacere dice : *è Colera*. Le giovanette fuggono
atterrite, la madre getta uno sguardo maligno sopra

l'uomo funesto, che esclamando abbraccia quell'inferma — *oh mia unica sorella!*

Sono le tre del mattino de' 19 novembre, e quel negro cane rientra il primo nell'abbominata casa fiutando ogni angolo: il fratello e la sorella sventurata lo seguono con passi incerti; la misera oppressa dal male, nell'oscurità della notte non sa qual luogo sia quello, ove era stata trasportata. Un cirino fosforico rischiara quelle tenebre, e scorge la stanza istessa, dove aveva veduto spirare i suoi. Un senso di superstizione altera la di lei fantasia: essa delira — *Qual inevitabile legge, qual destino mi riconduce qui? Chi allunga le scarne braccia a ghermirmi per la chioma, e trascinarmi nell'abisso di morte? Tu madre mia?.. e che feci io? e perchè sorelle crudeli mi spingete in quel baratro?...sì, sì; io non reggo, io vi soccombo! pietà!* e colle mani giunte, come persona che prega, piegando i ginocchi a terra, cade boccone.

Il fratello sino a quel punto seduto silenzioso, apre furiosamente il mantello in cui era avvolto per soccorrerla. Essa mormora fra labbri un *Addio!* e prima che il suo corpo giacesse sul letto, l'anima lo aveva abbandonato.

Non proferì parola di lagno il profondamente addolorato, ma cieco pel dolore chiuse a chiave quella funesta abitazione, e disparve.

Il lungo e continuo ululato del cane, insoffribile ai vicini, portò le loro lagnanze a chi si spettava, e

venne atterrata la porta. Si trovò il cadavere della
misera scomposto in mezzo le stanze, e si vedea esservi stato per la bruna lacera vesta strascinato dal
cane, che vicino a lei non cessava di mettere terribili e pietosi ululati, come volesse svegliarla dal
sonno eterno. Esso fu poscia veduto al Camposanto
aggirarsi intorno alla di lei fossa. — Il fratello più
non si rinvenne. Sotto una balza dei Camaldoli fu
trovato un cappello, che da alcuni si credè di quell'
l'infelice, forse tratto a morte dalla disperazione.

—•••—

IL TERREMOTO

IL VESUVIO, E S. CARLINO

(20 E 21 NOVEMBRE)

———◆◆◆———

> . . . Me misero! non veggo
> Che lugubri deserti; altro non odo
> Che urlar torrenti, e mugular tempesta,
> E muta stammi, e scolorita innanzi
> Qual deforme cadavere la terra.
>
> MONTI.

Io passo delle ore inquiete, triste, ma quelle che
precedono il sonno sono angosciose. — Io m'ad-
dormento a fatica, e tosto mi sveglio, come s'io pre-
cipitassi dall'alto di una montagna. — Io dormo, e
sogno scorrere intrigate boscaglie e una selva di
pioppi, ostinato a varcare un torrente, onde tornare meno presto alla mia casa in Sicilia per l'imminente tempestosa notte: e sprono l'animoso destrie-
ro, come nella mia gioventù: e mi sommergo in
quei gorghi: e mi sveglio dallo spavento, — ed odo
che piove alla rotta. — Fisso gli occhi in un bujo
immenso, e non vedo che alcune strisce di luce ser-
peggianti, come fulmini, e poi farsi piccoli soli, e

sparire. — La mia fantasia erra in lontani paesi, in città, in villaggi da me passeggiati,

Quand'era in parte altr'uom da quel ch'or sono,

ed io la dirigo ancora alle dolci illusioni della vita, e spazio e mi riposo su le ridenti spiagge della mia cara patria, — poi mi abbandono a corpo morto, e lascio la briglia sciolta all'anima, — e dormo di nuovo, — e sogno scorrere, cantando le lodi del Signore nel mio linguaggio natio con molti giovani e giovanette — un bellissimo prato verde, smaltato di fiori rossi e gialli — una strada scoscesa lastricata... e poi una gran croce di pietra per via — una chiesa sopra un monticello, ed è quella della Madonna delle Grazie nel paese dove nacqui ... un'alba, e una giovanetta d'un viso angelico . . . greco . . . aspettarmi sui gradini del tempio, sorridermi ed entrare con l'altre — e mi desto dalla gioja, e quella illusione ancora dura, ed io odo anco quei canti, e li confondo ... No; io sono in Napoli, sono quelle pietose vergini che innanzi la dimane si portano a pregare alla Madonna di Suora Orsola. Il silenzio, quelle voci unisone, che vanno dileguandosi nel monte vicino, con tale gradazione, che l'arte invano si affaticherebbe imitare, la religione, il tempo e un non so che di mistico mi rendono quel canto sublime come quello degli angioli.

È giorno — piove — impaziente di uscire, corro dall'una all'altra finestra; e veggo quel solito pietoso fanciullo, che prima di recarsi alla scuola, passa, or sono otto mattine, ad informarsi, gridando abbasso al portone, della salute della sua amata e vecchia nonna colpita dal *Colera* : nessuno gli risponde : una crudele vicina gli parla — ed egli parte piangendo. Ah quell'infelice madre di sette figli, che seppe così bene collocarli tutti, è morta, e non ebbe che il pianto di quel tenero fanciullo !

L'animo mio è scosso da gravi sensazioni — potessi almeno fuggire ! — ma la pioggia mi sequestra a casa — potessi leggere ! e perchè leggere ? — Che frutta alla fin fine questa lettura ? — Se muojo questa notte, non mi spetta che il Carrettone , ed è una fortuna per la mia famiglia.

Quasi un rimorso mi spinge a prendere la penna e rispondere alle premurose lettere de' miei di là dal mare, e non so come incominciare, e scrivo, per rincorarli, questa non ben sentita verità. « Noi siamo salvi dal Colera, da questo fantasma della nostra immaginazione, e vi giuro che un male ... — ma come se la natura avesse in orrore la mia menzogna, la penna si scosse, la mia sedia ondolò, il tavolino mi tremò sotto la mano, cigolarono le imposte delle finestre, delle porte, il mio cane latrò mestamente, e i miei figli pallidi e smarriti mi corsero intorno . . . *Il terremoto !*

Io ottimista per necessità mi vado studiando di trovare a tutti i mali un compenso, e immagino che quella scossa sia un effetto della provvida natura,

com'è per l'uom la febre, onde purificare l'atmosfera: in Francia una tempesta, in Polonia una battaglia, in Napoli il terremoto darà fine al Colera: e
passo la giornata meno trista.

(21 NOVEMBRE)

La sera malgrado la pioggia, io mi ritrovo sempre a fare la mia partita a Dama da un mio amico
valente Artista, che ha giuramento di non uscire
di casa, finchè non senta la Colera ritornata in
Asia,
    Là dove invidia prima dipartilla:

e la di lui gentile consorte brava in canto, ed in declamazione vorrebbe esserla anche nel giuoco, e mi
siede innanzi e mi sfida, e come un generale nemico, va disponendo i soldati .. mentre io faccio lo
stesso, sento salutarmi cortesemente dalla di lei sorella, io alzo gli occhi per renderle il saluto, ed
era pallida in viso come ... come la Psiche del
nostro Museo: la notte scorsa le avea fatta una visita l'ultimo figlio del Colera .. e guardando a caso
a traverso le vetrate, vedea nel primo piano un tavolino con tovaglia e quattro lumi di cera accesi ...
*che negozio è quello? — Si attende il Viatico ...
il signor N. è stato colpito dal Colera — E quella donna nel cortile? — È morta di Colera,* risponde il pittore. Stavo sul punto di dirgli: caro amico,
questo palazzo dove vi siete imprigionato come una

Danae, mi pare il palazzo del Gravina : ma tacqui
per non accrescere i suoi timori; precipitai la partita, e con onta del mio onore mi diedi per vinto,
e mi partiva, e la mia avversaria mi accompagnava motteggiando aspramente : ma quando fummo
soli vicini alla porta, compose a serietà il viso, e mi
disse : *Sai ch'è morto il bravo Dilettante M . . .
mio marito l'ignora: tacciamo per adesso. — Oh
misero Garrich! noi ci siamo veduti per l'ultima
volta in questa casa, e ci siamo divisi con una que-
stione su le belle arti! Noi non ci vedremo più innanzi al caffè dei Fiorentini questa primavera,
io non potrò più chiamarti l'Apollo del Belve-
dere, tanto eri bello di forme e di capelli d'oro.
Io non incontrerò più per Napoli la tua cara fisonomia ridente, animarsi alla mia vista, e stendermi da lontano amichevolmente le braccia , e
scherzando chiamarmi : Maestro di color che
sanno. Sentirò forse il tuo dramma dai Dilettanti
di S. Severino : verserò delle lagrime, ma non
udirò più quel tuo Pilade che tu egregiamente
sostenevi! . . e quasi* piangendo per la romantica
lunga scala di pietre di S. Spirito,

> Così discesi dal cerchio primajo
> Giù nel secondo,

e molta gente s'avviava là dove un tempo si vedea
una statua di Giove, detto il Gigante di Palazzo : era
quella gente festiva, perchè il Vesuvio gettava del-

le fiammelle, e s'invocava quel distruttore di città e di campi perchè ne eruttasse di più a fugare il *Colera:* quelle fiamme che in tempi superstiziosi e barbari dopo la morte di qualche malvagio potente si credevano uscite dall'inferno per la recente anima ivi dalla giustizia divina condannata! Così ragionando mi traea a S. Carlino: vi eran poche persone. Gli attori si mostrano di buon umore, si ride e si sollazza. La calamità pubblica sfugge dalla mente di ciascuno, e dalla mia. Ma ad un tratto la gioja si rivolse in pianto. Un che facea la parte di servo esce, e dice agli attori: *Signori ritiratevi;* questi mestamente e senz'ordine sgombrarono le scene. Un silenzio sospese l'animo di tutti, e noi sentimmo il tocco dei funerei campanelli, e ci alzammo: e scese a tutti il pensiero del flagellante mortifero morbo: e tutti mestamente composti abbassavano piangendo il capo. Ritornarono gli attori sul palco, ma non erano più gli stessi di pria: il *belletto* facea un orribile contrasto col pallido loro volto, e parea che volesse staccarsene; le loro parole non erano più gaje, ma un monotono suono e l'eco del suggeritore: così io e tutti partimmo.

La notte è oscurissima: non piove; ma le strade bagnate col riflesso dei fanali sembrano un lago illuminato dai raggi della luna. Vicino la mia casa incontro due che tacitamente trasportano il cadavere della vecchia di cui parlammo: *Ahi la prima vittima del vico Concordia!.. Qual sarà la seconda?*

BASILIO

DIVENUTO EGOISTA

(22 e 23 novembre)

—◦◦◦—

Ama te stesso, ecco il comando, il grido
Principal di Natura.

MONTI.

BASILIO, dopo la prima sventura, che già abbiamo narrata, vide e conobbe bene che sotto il cielo
colerico di Napoli, era necessario pensare ai casi
proprî: pure uscito dal lazzaretto, fu obbligato da
imperiose circostanze a coabitare con lo sconoscente delatore compagno, ma aveva giurato in suo core che se nulla avvenisse di sinistro a costui lo ab-
bandonerebbe, come un cane. Il diavolo esaudì
questa prava intenzione, il compagno si ammalò di
Colera, e Basilio fece bagaglio, e lo fuggì ren-
dendogli la pariglia. Si recò a pernottare da un
prete, che a gran stento lo accolse per quella notte; e facendo del suo fagotto guanciale, si distese
a terra per dormire: ma appena suonato il cam-
panone di S. Martino, Basilio gettò un urlo come
un toro ferito, che svegliò nel primo sonno il prete
albergatore. *Che hai Basilio?* — *È venuto, è venuto!*
gridò il misero, *lo sento, mi ha afferrato...* — *Ma
chi?* — *..Il Colera! —Libera nos Domine!* fu l'ad-

dio che gli diede, e se ne fuggì. Lo sventurato Basilio, vedendosi abbandonato ed incalzandogli il male, prese il partito migliore di recarsi co' suoi piedi
fin che v'era tempo all'Ospedale, ed eccolo alla porta
di Brancaccio. Per buona sorte fu conosciuto da un
giovine pratico, un giorno suo compagno di scuola; all'istante fu posto in un letto. Si cerca una
coltre di lana, l'infermiere dorme, e Basilio periva,
se quel generoso suo confratello spogliandosi non
si cacciava con lui nel letto onde riscaldare quel
colosso col suo piccolo, ma attivo corpo. Bello era
vedere quel Prometeo inteso ad animare Basilio
statua. Così rinvenne l'infelice, ma una sete ardentissima gli si sviluppa: *Un poco d'acqua!* furono le prime sue parole, e si alzava; e l'amico tratte-
nendolo cercava persuaderlo con mille autorità
mediche che l'acqua gli sarebbe stata micidiale. Basilio si arrendea, perchè l'idea della morte parlava
alla sua mente più delle ragioni: ma il core, ma
l'istinto, ma la natura insomma gridava, quasi senza
consenso del pensiero — *Acqua! datemi un poco
d'acqua* ...Fu nuovamente convinto dall'eloquen-
za dell'amoroso pratico, e lasciato solo. Indi a poco
si alzò smanioso, e non sapendo cosa fare, apre una
porta, e véde una secchia, indizio certo della bra-
mata acqua: corre a prenderla ed è vuota: disperatamente volge intorno lo sguardo, e vede un bagno:
vola colla secchia in mano, e l'affonda, e beve, e
la riempie, e la reca vicino al suo letto, e ribeve,

é là rigurgita tutta ; e la sete non è spenta, e torna a far lo stesso che già si sente meglio. Era la terza secchia ch'egli animoso si bevea, quando fu sorpreso dal pratico: *Sciagurato che hai fatto? tu sei morto!* — *Io sto meglio*: disse ridendo Basilio, *a dispetto di Brann e di Boerave io sto bene* — *Tu hai bevuta l'acqua del bagno de' colerosi?* — *Un diavolo caccia l'altro:* ed in fatti Basilio si ristabilì in quel giorno istesso senza il permesso dei medici. Ma d'allora risolvè decisamente di abbandonare l'aria mortifera di Napoli, e recarsi nella sua patria a godere il cielo purissimo dei Bruzi. Fu noleggiata una carrozza da sedici provinciali. Basilio, o perchè arrivò tardi, o per le sue finanze domestiche prese un posto vicino al vetturino, dicendo ch'egli amava molto l'aria aperta. Fra i passaggieri vi era quel prete che lo ricovrò e poi lo fuggì, il quale per istrada accusava di tanto in tanto dei doloretti, e Basilio ne godeva, e si mordeva le mani che non poteva in quella casa comune ed ambulante rendergli la pariglia. Arrivati vicino Lagonero, tutti i passaggieri si erano sparpagliati lasciando soli il prete e Basilio, che seduto dentro la carrozza si stava da principe; ma all'inoltrarsi nel paese accorti i cittadini della loro provenienza, corsero, respingendoli come appestati, nè valsero preghi, e convenne loro ritornarsene alla Sala in una locanda sulla strada nuova: ma non appena aveano posto piede a terra, varcando la porta, Basilio si vede mancare il terreno e crollare le mura; saltò indietro spaventato, ma non fu più veloce di una tegola che gli ruppe il capo: *Il terremoto! Il terremoto!* gridavano le genti fuggendo: egli grondante sangue ricorse all'abbandonata carrozza che gli servì di eccellente baracca; si fasciò il capo. I cavalli nitrivano, e il conduttiero a gran stento li tratteneva, lo spavento era in tutti i cuori. Basilio si affacciò dai sportelli e vedeva le alte case rovesciate, e il trambusto dei cittadini e i pianti e le grida. Nell'alto della notte proseguirono il loro viaggio per Lagonero, e videro quasi tutta la città adeguata al suolo, e vi passarono compiangendo quei miseri abitanti che afflitti di tanta sventura a tutt'altro pensavano che alla carrozza appestata, solo l'egoista Basilio guardava con un senso di vendetta quella rovina. Eccoli sul far del giorno a Lauria: un di coloro, che si era trovato alla scena del giorno antecedente a Lagonero, dà la voce: *La carrozza appestata!* Il vetturino sferza i cavalli, sperando con la corsa salvarsi: i cittadini, e la guardia del cordone sanitario gli sparano dietro. Basilio non volle sentire altro di carrozza, e lasciando il prete a distrigarla precipitossi a fuga per quelle balze; e scalzo, rotto, trafelato, arrivò alla sua patria di notte con tutta cautela, donde mi scrive di non uscir di casa che tre mesi dopo ch'è finito il *Colera.*

LE DUE RIVALI

(24 NOVEMBRE)

———

Mira quei pianti e quegli amplessi. — Or veggo,
Or sento, eterno Dio, quanto è divina
L'augusta legge del perdono, e quanto
Ne fa dolce il morir.

MONTI.

Un gridare, un correre, uno schiudersi di finestre, un terrore sospendono il mio pranzo. *Hanno
ammazzato un uomo!* — Indignato esco di casa.
Innanzi al portone dove quell'infelice mortalmente
ferito cadde vi è tal gruppo di gente che il mio sguardo può solo scorgere le bajonette de' *gendarmi* che
avanzano tutte le teste. Si aggira ora in un lato, ora
nell'altro di quella folla un vecchio scarmo di viso
con un soprabito di pelone, un lacero cappello che
copre la sua canizie, che chiede: *Lasciatemelo
vedere! ma perchè non volete lasciarmelo vedere? che è dunque morto? Io voglio vedere...mio
figlio!* — non gridava, non piangea, sembrava
anzi che dimandava ciò con indifferenza, tanto
l'estrema sciagura avea esaurite le forze di quel
misero padre! — Giunge un uomo di Polizia, che
alza un bastone, e quella folla si divide come l'onda dell'Eritreo: ed io veggo un bellissimo giovanetto di circa 20 anni a terra disteso, che alzando la
mano insanguinata, facea questo orribile giuramen-

to: *Preghi il diavolo ch'io moja; s'io vivo, può egli farsi una casa in cielo, che lo raggiungerò.* E non bastano le ossa che semina morte colerosa in questo suolo, che s'armano ancora altre braccia omicide! E chi fu l'assassino che versò il sangue di quello sciagurato? una donna disperata che venia mettendo pianti e grida mi diede risposta non volendo... *Un suo amico, a tavola, a tradimento, per l'innamorata, mi uccise il mio caro fratello!* — Ah per una donna! due rivali? Oh giovanetti che vi azzuffate, e vi uccidete per sì lieve cagione, venite con me, io vi mostrerò ben altre due rivali e di ben altro cuore.

È ancor giorno: ascendete meco le scale di questo palazzo della Stella: mirate quella che vi scende deserta pentita desolata come la prima madre scacciata dall'Eden: quella è la donna del peccato; è la signora del palazzo: non è seguita dall'Angelo con la spada di fuoco, ma dal rimorso, spada più tremenda che il Ministro di Dio pose nel suo core. Trascorrete una e due stanze, la terza era quella de' suoi diletti... Ora è la stanza del pianto: l'uomo del suo cuore giace vittima del Colera. La morte e la religione infransero il colpevole nodo. Un sacerdote sta in guardia di quell'anima per avviarla nel sentiero della salute eterna. Ma prima della sua partita da questa terra, quel moribondo chiede all'uomo del Signore che gl'interceda una riconciliazione un perdono dalla tradita onestissima consorte, che possa vedere i figli abbandonati per benedirli, e abbandonarli per sempre.

Già quell'uomo pio e misterioso sta in casa della moglie, intesa a spogliare i due figli per porli a letto. — *Venite, vostro marito vi domanda.* — *Chi siete voi? e chi v'invia?* — *Un potente che ha ripreso il colpevole consorte dall'errore; affrettatevi, egli vuol far pace con voi . . . recate ancora i vostri figli.* Non cape in sè dalla gioja quella deserta, non chiede altro; segue quell'incognito, e una carrozza accoglie tutti.

Ella è vestita di verde come la speranza del suo cuore: posa il piccolo fanciullo su le sue ginocchia, l'altro lieto la stringe al cinto; rimpetto avvolto nel negro mantello, ed in più negri pensieri sede quel sacerdote immagine della sventura, taciturno, che non osa ferire quel cuore con un suo detto per la pietà, mentre essa si studia in sua mente qual contegno deve prendere, quali devono essere le prime parole, come deve abbandonarsi all'immensa gioja di riabbracciare un consorte amato e pentito, e bacia in tanta esultanza i figli.. Oh pensieri d'amore, o ultimo delizioso viaggio di Rosalia, come rapidi siete scorsi! Eccola su la soglia fatale: l'uomo del Signore le sparisce d'innanzi con questi detti: *Andate, inoltratevi in quelle stanze, e uniformatevi ai voleri di Dio.* Il tuono severo e misterioso di queste parole agghiacciarono il sangue a quella misera, ma avvezza alla scia-

7*

gura, invece d'arrestare accelera il passo, ed entra, e vede una vecchia serva accanto ad un letto..
ed in quello . . . Ahi vista! lo sposo . . . che giunge ad acquistare per perdere per sempre in più
barbara guisa ... lo sposo che giace in quello strato
di morte tranquillamente; poichè l'anima, stanca
di combattere per mantenere quel corpo parea in
pace con esso, e quasi lieta di abbandonarlo.

Ella vi si accosta coi figli: ella pende, e si affaccia a quel volto, e lo mira, e non parla, e gli sguardi
di entrambi si scontrano e favellano col linguaggio
degli angioli, col linguaggio dell'anima. Ruppe
quel silenzio eloquente un sospiro del moribondo
con queste parole . . . *Oh Rosalia!* Essa trema come quel dì che stava sull'altare soffusa di rossore a
pronunziare: *Io son tua per sempre!* come quel dì
che ascoltava con esultanza: *Io son tuo per sempre,*
e poi non lo fu! I figli si affacciavano alla sponda
di quell'altare di morte, il più grande avanzava dalla testa quello strato, il più piccolo sforzavasi di
alzarsi su le punte de' piedi per vedere il loro padre. *Rosalia sei tu?* — *Sì, mi fu detto che tu hai
chiesto di me.* — *Sì, il signore mi chiama ... io ti
ho vilmente offesa ... io non posso presentarmi a
Dio col carco dell'odio tuo ... Rosalia, perdona il
tuo marito colpevole!* Le lagrime scorreano tacitamente su le gote della misera; ed ella avea già in
suo cuore perdonato, quando pronunciò! *E perchè non degg'io perdonarti? Non ti amai sempre?*

non sei tu mio consorte e signore? Il padre, i miei figli? Ah vivi! — Oh miei figli ... e scorse il più grande, e cercava col semispento sguardo l'altro, ma lo prevenne quella madre sventurata alzandolo su le braccia , e glielo mostrava; e quel bambino di tre anni nulla comprendendo dell'abbisso che gli stava innanzi stendeva le braccia dicendo : *Papà, alzati , vieni a casa, vieni, papà mio*, e l'accarezzava, e lo baciava, e tutti nel pianto si rimaneano in questo gruppo affettuoso.

Era la stanza contigua aperta, ma al bujo, e si udiva lo scricchiolar di una chiave che apriva uno scrigno, e dei sospiri misti a un singhiozzo; si scosse la misera moglie e con un gesto mutamente chiese alla vecchia serva chi vi era di là? la quale in egual modo le fece comprendere esservi la sua rivale. Quale rimase quella sventurata che in tutt'altra casa si credea, si può comprendere, ma non descrivere: strinse tutte le potenze dell'anima al cuore; volse gli occhi al cielo, e gli sguardi si fermarono su le cortine del padiglione di quel letto ... lo rivolse intorno a quella stanza per accomandarsi a qualche immagine, ma non vi erano Madonne colà.

Per tema che il marito non sentisse quel pianto incessante, pregò con cenni la serva che andasse ad acchetarla ... partì .... successe un profondo silenzio ... quando da quella oscura camera vide Rosalia uscire tal fisonomia, come di persona che avea veduta da lontanissimo tempo, o in sogno . .

avea gli occhi gonfi e rossi per lungo pianto, i capelli disordinati, la veste discinta... era la sua rivale. — Oh istante! le due nemiche s'incontrano, si
guardano, tremano, piangono, volgono lo sguardo
desolato sul viso del morente, e stanno immobili e
sembrano due simulacri la Religione e la Carità, e già
non sono più le implacabili rivali le avversarie le
nemiche, sono due compagne due amiche due sorelle che piangono la perdita del comune fratello.
La natura che avea cagionata una grande rivoluzio-
ne su quel volto amato da entrambe, ne fece un'altra nel cuore di quelle misere. L'amica pone in
mano della moglie quanto avea di danaro, dicendo:
Questo è di vostro marito generosa menzogna detta perchè ella accettasse; e poi piangendo le chiedea perdono, ed era sul punto di partire, e volgea
gli ultimi sguardi al moribondo, e non sa qual
forza invincibile l'avvicina al lato sinistro di quel
letto e la costringe a chiamarlo: aprì gli occhi e
la vide il morente, e confuse le due fisonomie, poi
guardò pietosamente l'una e l'altra stendendo come
meglio potea le gelate mani, cercava riunire le mani delle donne: *Oh voi che mi amaste!... amate
questi miei figli....* e cercava con l'occhio il più
grande, chè l'altro era in braccio alla madre. Il pianto del figlio lo fece accorto che stava dietro la cor-
tina: *Taci, Giovanni, taci..tu perdi un padre sna-
turato, e ti restano due madri..* e le donne lo giu-
ravano e si abbracciavano: *vieni ch'io ti benedica!*

e li benedice, e poi... *perdono*... *perdono, mio Dio, perdono*. In questo entra il sacerdote, vede colei che avea scacciata, si turba, vorrebbe scacciarla di nuovo, e non può: lo sguardo del morente gli chiedea l'ultima assoluzione... si commosse.., alzò la destra, e quell'acqua lustrale, e quella benedizione cadde sul capo di tutti.

(25 NOVEMBRE)

Chi è quello che giace sul guanciale di morte, sì che par che la pioggia nol maturi? — E chi può definirlo? certo un'anima intrepida — Egli è sopito in un letargo mortale — Romoreggia il cannone... si desta — apre gli occhi: *Sono questi i miei funerali?* Due ajutanti che stanno intorno a quel letto, si guardano, e i loro sguardi dicono che il Colera è mortale nemico di onori.

È notte, e quei due Ajutanti contendono sul campo benedetto, chè quel nobile estinto non cada nella fossa de' Colerosi... A che monta? La materia torni alla materia, l'anima a Dio, e il nome all'Istoria.

UNA VISITA

ALL'OSPEDALE DELLA CONSOLAZIONE

(26 NOVEMBRE)

Quivi sospiri, pianti, ed alti guai
Risuonavan per l'aer senza stelle,
Si ch'io nel cominciar ne lagrimai.

DANTE.

Io mi avviava a visitare uno di quei luoghi desti-
nati dalla Sovrana beneficenza a soccorso di quegli
infelici, che meno favoriti dalla fortuna, erano
miseramente presi dal morbo desolatore. Un grande Ospedale è un porto, che ha due uscite, l'una
conduce alla salvezza, l'altra alla tomba, è vero, ma
almeno con una morte guerreggiata: con questi
pensieri io pervenni finalmente in una piazzetta, che
porta il nome della Consolazione, dove è situato
l'Ospedale il più grande, e il più opportuno pei colerosi, perchè posto nel centro della città. Sul limitare stava un antico soldato in guardia del vesti-
bolo, dove da una parte pendevano alcune tavo-
lette coi nomi dei medici addetti a quell'asilo di pietà, non che alcuni regolamenti del loro servizio sanitario, dall'altra la porta di una chiesa da cui
sovente uscivano i ministri dell'altare recando gli
ultimi conforti della religione ai moribondi. Intesi

per ben tre volte il suono di una campana, era quello il segno dell'arrivo di un infermo, mi volsi, e vidi una donna vestita a bruno piangente desolata, che recava fra le braccia avvolto in un lenzuolo un fanciullo, la cui fisonomia comunque alterata e semi-spenta s'intravedeva bellissima. Allora quattro giovani medici animosi e sereni si fecero innanzi per esaminare lo stato di quel piccolo infermo, e lo dichiararono nel principio del forte algore: *Signori*, gli dicea quella misera donna, *io vi consegno questo unico ed ultimo mio figlio. Jeri io, fra le pene di vedova afflitta, vidi rapirmi dalla furia del male altri due figli, oggi non ho core di veder questi spirare fra le mie braccia. Figli miei, io lo affido a voi: pensate all'amore delle vostre madri, pensate che se mi salvate questo unico figlio, egli deve essere l'appoggio della mia vecchiezza.* E lo baciava, e ribaciava, e quella deserta non sapeva staccarsene, quando un sacerdote commosso, come tutti noi a quella vista, la confortava che facesse la volontà del Signore, che comandò ad Abramo di sagrificare suo figlio, e quel padre ubbidì — *Ah! Dio*, rispose, *non avrebbe comandato questo ad una madre!* A queste parole dettate dalla sublimità dell'amore materno, nessuno seppe trattenere le lagrime; i suoi gemiti si udivano ancora da lontano, il figlio venia trasportato nelle sale superiori, e la campana annunziava l'arrivo di altri infermi.

Era una donna trasportata su le braccia da un cocchiere di truce fisonomia, che le era marito, e senza volgerle nessun detto di consolazione, tornò al suo cocchio come se avesse lasciato colà il più incomodo passaggiere.

Passai per un cortile circondato di corridori, che indicavano appartenere quel luogo a un antico convento: e leggea su d'una porta *Farmacia*, ma non v'era che un bancone e grandi vasi di creta, semplicità ippocratica, senza lusso ed impostura, difficile in questi giorni in cui a danno dell'umanità forse si vendono ad alto prezzo amuleti e specifici: ed eccomi salito alla prima sala destinata per gli uomini. Sul primo entrare in quel luogo a me parve di essere nel tribunale dell'ira divina. Gridi misti al pianto, gemiti e lamenti. Ristetti: e spingendo il guardo fino al fondo a quella lunghissima sala, vedea in lungo ordine disposti i letti su cui giacevano i miseri colerosi, de' quali altro non si scorgea che volti abbattuti da patimenti, o contratti dallo spasmo, ovvero resi immobili dalla morte. E di lontano udivasi la voce di alcuni frati cappuccini, che con pie parole cercavano condurre pacificamente al loro fine i moribondi, mentre un drappello glorioso di giovani medici si affaticava di combattere con farmachi la morte. Bello e sublime spettacolo! a canto all'estrema sciagura stava la virtù senza pompa, l'uomo in soccorso dell'uomo, il fratello in aiuto del fratello. Io mi feci vicino ad un

letto strettamente circondato di gente : ivi vasi pieni di medicine , macchine destinate a riscaldare,
coltri pesantissime ; e guardando vidi colà giacente
quell'istesso fanciullo, cui poche ore innanzi quella
tenera madre, quasi che fosse estinto, dava l'ultimo
addio : quel piccolino in sì poco tempo pareva ri-
tornato in vita : i suoi occhi si aggiravano intorno
quasi in cerca della famiglia, della madre : sul volto e su quel corpo, si vedeano germogliare i segni
d'una novella vita ; tutti erano inten ti, chi con parole, chi con medicine a ristorarlo , e lieti tutti di
quel loro novello trionfo. Un silenzio succèsse, per
l'arrivo di un Prelato , sul cui petto pendeva una
croce d'oro, che grave di aspetto, e di pensieri,
ad alta voce, come un angelo consolatore, parlava
a tutti del perdono di Dio. Ognuno con me ravvi-
serà in esso il Fenelon dei nostri giorni, Monsignor
Ferretti. Quel grande si accostò a quel letto, e
diede il sacramento del Crisma a quel fanciullo
già quasi salvo, fece il segno della croce, e passò
oltre.

Una misera donna intanto cercava collo sguardo
di letto in letto il marito. Una voce come un mormorio da un sepolcro la chiamava: *Giuseppa;* e quella nota voce le scendeva al cuore, ma non ravvisava
donde venia, e si volgeva a guardare oltre, ed il
marito che le stava sotto gli occhi le fe'cenno con
la scarna mano: *Qui, qui* Ella restò alquanto fissa
su quella larva, che appena rimembrava qualche

delineamento del suo amato consorte , e non
almeno di esclamare : *Oh ! Lorenzo come ti se*
dotto ! e quel desolato le chiedea novella dei f
mentre essa le appendeva al collo una sacra m
glia coll'immagine della Madonna della Sorella
la carità di Parigi in cui speravano salvezza, e l
bracciava e lo baciava col core presago di no
vederlo forse mai più.

Quando uscii da quel luogo, vidi in quella pia
ta della consolazione tre carrozze, ed un affollar
to di persone come in una festa: erano tutti m
madri , figli , fratelli , sorelle , parenti , ed a
che attendevano gli scampati dal Colera, che do
no recarsi al luogo della convalescenza. Qua
li videro discendere , si formavano in quel pi
dodici gruppi , che tanti erano gl'infermi. Do
gruppi di gioja, di riso, e di contenti. Celeste
rispondenza di affetti, chi può mai dipingerti ?
baciava il terreno, e si piangeva dalla gioja. Si
nediva il nome del Signore, e si tornava a piang
Io mi volsi e mi vidi accanto la misera Giusep
e commosso le augurava l'istessa sorte pel mar
ma non mi rispose quella sventurata che con
sospiro , e s'involò dagli occhi miei.

(27 NOVEMBRE)

SPIRA un vento boreale misto alla pioggia: il mo
incrudelisce più che mai a Chiaja: un fulmine ca
e colpì un Gendarme; gli animi son presi da terro

LA MOGLIE DEL COCCHIERE

(28 NOVEMBRE)

❦

Lasciate questo ed il secondo canto,
Ne fia perció la storia mia men trista.

ARIOSTO.

ERA il terzo giorno che la moglie di quel Cocchiere che vedemmo, stava in quell'Ospedale dimenticata da tutti, fuorchè da una pietosa vicina che premurosa chiedea al marito transitante nel suo cocchio: *Come sta vostra moglie?* cupo, pensieroso come il Tiberio di Tacito, rispose breve colui: *Chiedilo all'Ospedale,* e sferzò i cavalli come solea sferzare la povera moglie. Risolve questa per la pietà della infelice amica di recarsi a quel luogo, e ne tornava piangendo, e ritrovava il marito che strigliava i cavalli, e gli dicea: *Sarete finalmente contento! vi sarete tolta quella spina dagli occhi! vostra moglie, quell'angiolo di amore e di pazienza è morta!* Seguitò il suo lavorio senza mover testa quel barbaro, e rispose freddamente: *Dobbiamo morir tutti:* e questa ne partiva piangendo, ed imprecando: *Che la madre affoghi in culla quel figlio che ti possa assomigliare!*

Mai quel crudele non battè sì barbaramente e con tanta gioja i suoi cavalli, come in quel giorno

che si vide libero di se stesso. Piove alla rotta! egli
gode nello sfidare gli elementi : i suoi destrieri da
una punta all'altra di Toledo corrono e ricorrono
rapidi come il fulmine, sotto le focose zampe escono
insieme schizzi d'acqua e faville di fuoco che si ve-
dono ancorchè sia giorno. Sbrigato da suoi affari,
va ad annunziare alla druda egli stesso la morte della
moglie. Un fischio è il solito segno di convenzione :
ella si affaccia, e le dice: *È morta, vieni;* essa scende
e in un baleno sono a casa. La vecchia di lui madre
crudele quanto il figlio, avea preparato non un pranzo ma un convito, il quale durò sino all'imbrunire ;
la porta restava spalancata, e inaspettatamente si appressa a quella tavola uno spettro come l'ombra del
Commendatore alla cena di D. Giovanni Tenorio:
ne tremarono le donne, ma il crudo cocchiere conobbe la moglie, che per isbaglio l'amica l'aveva
creduta morta, sfavillante rabbia dagli occhi. *Vi ho
colti, perfidi! Or nega, infame, se puoi; ma son
giunta in tempo — In mal punto.* Essa stendea le
scarne braccia a ghermir per i capelli la druda, ma
respinta atrocemente dal marito, cadde e spirò.

La notte un becchino venne a prendere la misera
e la trascinava per i piedi, e l'infame marito sentia il
tonfo della sua testa per ogni scalino e non si mosse il crudele e non diede un segno di pietà. Ah! direbbe un Pitagorico che l'anima di Tiberio alber-
gasse il corpo di quello scellerato cocchiere.

IL TEATRO ANATOMICO

(29 NOVEMBRE)

È l'alba: — io volo alle sanguigne sale
Dove gli avauzi della morte, impronta
Lurida lascian sanguinosa al ferro
Ed alle mani d'insensati audaci.

MIRAGLIA,

Un torrente di luce entra per una grande finestra, e cade sopra un marmoreo letto e sul corpo
d'una vergine che jeri sorgea col sole, e beava coi
suoi sguardi i genitori e il fidanzato; oggi priva di
quella scintilla che si chiama vita, ha subito tal
cangiamento, che invano cercherebbe di ravvi-
sarla l'amante istesso. Una turba di giovani intrepidi la guardano indifferentemente: quel seno
ch'ella copriva gelosamente agli avidi sguardi di tutti è scoperto e squarciato: la testa penzola da un ta-
volotto incavato, i suoi negri e lunghi capelli im-
polverati toccano il suolo, il viso livido ed infangato. Si deve passare all'autopsia di quella testa:
chi di voi terge la tabe, e il fango di quel volto?
Ed ecco un giovine di bell'aspetto impaziente di non
più perder tempo, poichè la fidanzata lo attende,
e l'ha con premura mandato a chiamare, che si accinge con una grande spugna a lavare quel lurido

aspetto. Come da un quadro antico forbendolo l'archeologo scopre un viso dove meno il credea, così sotto la mano di questo escono fuori delle sembianze a lui non del tutto ignote . . . . ma invano cerca richiamarsi alla mente dove e quando ha veduto si fatti lineamenti : nel pulire la guancia sinistra l'amato neo spicca, e si fa conoscere accusatore della di lui crudeltà . . . . trema, impallidisce, gli cade di mano la spugna e precipita gridando su quell'infranto corpo . . . o Giulia ! . . oh mia fidanzata !

(30 NOVEMBRE)

UNA densa nebbia, lo spesso cader della pioggia accresce la comune sciagura. — Io torno a quelle sale della Consolazione ove giacciono le donne preda del morbo che gode di atterrare le più belle e le più feconde ! — O pietose parole : *Salvatemi non per me ma per questo innocente che ho nel seno !* — Ah ella è spirata! — È notte. Oh spettacolo! da un capo all'altro i sacerdoti e frati con piccola croce in mano vanno assistendo nella loro partita le anime : sette donne spirano in un punto! — Chi piange in quella camera mortuaria? Ahi ! è la povera Giuseppa che ha perduto il marito — la campana ha suonato ad annunziare altre vittime. Un giovanetto di 18 anni accompagna quella sedia : essa si apre, ahi l'infermo si trova morto, quell'infelice si abbandona disperatamente sul cadavere. *Papà mio papà mio !* Io fuggo inorridito, e segue i miei passi la desolata Giuseppa.

LA FAMIGLIA DISTRUTTA

(30 NOVEMBRE)

Di morbo fiero vittima
Cade infelice il padre:
Nell'acqua i figli annegansi:
Muore di duol la madre,
E tutti insieme varcano
Il mar d'eternità.

MATTIS.

A quella tempestosa giornata, succedéva una notte peggiore: il cielo si apriva in lampi, e la pietà dei figlioletti stringeva la desolata piangente vedova a tornarsene a casa, e si partia, e le grondaje si rovesciavano tratto tratto sul nudo capo come la gelida cateratta su la testa del demente per richiamarlo alla ragione, che la deserta avrebbe voluto averla perduta per sempre. Per vicoli tenebrosi abitati dalla miseria, s'interna pel suo abituro. Era quella via allagata da non potersi varcare, e quell'acqua non era l'effetto ordinario della pioggia ... *O Vergine santa! che vuol dir questo ?* e volgea gli occhi, e le braccia ad una lampada che rischiarava la sua sventura e l'immagine invocata, e vedea quel torrente uscire dalla sua porta, come da un acquidotto infranto, e si rammentò della cisterna slanciandosi disperatamente mezzo quella

correntia che gli giungea al ginocchio ; disserrava
la porta, chiamando i figli, ma quella porta fatale
le resisteva quantunque aperta, chè avea per ser-
rame le acque interne, che volendone sboccare
vieppiù la chiudevano. Alle di lei disperate grida le
vicine vi accorsero con fiaccole, e infransero con
una scure l'uscio. Usciva di là un impetuoso fiume
traendo con se galleggianti i pochi mobili della misera, e con essi le scarpe, e un berretto de' due figli sventurati, che essa non cessava di chiamare
per nome ad alta voce.

Quando ebbe campo di entrare fu la prima a scorgere che l'acqua della cisterna per le perenni piogge si era tanto innalzata che, rotto il parapetto, avea
inondata quella casa, e volgendo lo sguardo vide
al chiarore di quelle fascine accese, vicino al foco-
lare . . i due figli strettamente abbracciati, come
l'uno chiedesse soccorso all'altro . . annegati . . e
si gettò sovra essi, e li ponea fra le braccia ... novella Niobe ! . . li stringea disperata al seno, e dopo
poche ore spirò. E mezza notte sonava, a chiudere
il corso dell'infaustissimo mese del novembre del
1836, con cui spero dar termine agli orrori de' miei
racconti ; chè

A correr miglior acqua alza le vele
Omai la navicella del mio ingegno,
Che lascia dietro a sè mar sì crudele.

SANT' ELMO,

IL TRIDUO, LA PROCESSIONE NOTTURNA

(I DICEMBRE)

———

> Come sente nell'alma, tal passeggia.
> ANONIMO.

QUEST'ATMOSFERA pari ad un infermo, dopo una lunga lotta di tempestose piogge, ritorna con benefica crisi a più bella vita: il cielo è tutto

Dolce color d'oriental zeffiro.

Io ho per sostegno a manca il robusto braccio del maggiore de'miei figli, a destra il mio bastone, e vado pian piano ascendendo per le rampe di S. Martino il solitario monte S. Elmo. Il mio piccolo figlio ci precorre innanzi, volgendosi tratto tratto per indicarmi, fra una selva di cupole e campanili ripercossi dal sole, le varie mie abitazioni in Napoli; e di là scorgo la mia trista dimora nel Cavone; e poi la strada S. Giorgio distinta dalla Chiesa vicina, da quella chiesa che chiude il corpo della giovinetta amata mia figlia! Oh! quante rimembranze!... Gli occhi del più grande intanto sono volti a quelle immense acque, che ci dividono dalla Sicilia, ed io leggo ne'suoi sguardi le angosce che soffrono i miei oltre mare per l'incertezza del nostro stato. E più che tocchiamo l'erta, più l'ária divien pura, e l'anima libera. Alla porta che conduce al Castello la scolta svizzera ci grida: *Avanti! non guardate:* e non guardai, ed abbassai il capo grave di tristissime memorie, e mormorava fra le labbra questi versi di un infelice padre:

È notte alfine: la diurna scena
D'orror più grato ricoperta miro;
Ed io qui solo su la mia catena
    Piango, e sospiro.

Ci fermammo fuori del castello su quella piazzetta che sta di rincontro a' Camaldoli. Molti miserabili ci chiedevano l'elemosina, ed io pure detti loro una vil moneta. *Ah! degli scampati dal Colera fa oggi la miseria ciò che suol fare il fuoco a mitraglia sopra gli squadroni smembrati per via!* Ed il più grande, che tutto intendea la forza delle mie parole, soggiugnea: *Voi, padre mio, in questa Napoli non avete voluto mai giocare una carta!* — *Oh! figlio, questa tua Napoli, come tutto il mondo, non è che una biscazza infame, dove non guadagna, se non colui che sa tenere le carte in mano; ed io non seppi esser giammai giuocatore di vantaggio.* E due giovanette lavandaje con cestellini in capo ridondanti di biancherie, snelle, dritte, come due colonne corintie, ci volavano innanzi per li rapidissimi gradini del Vomero, e noi

scendemmo in compagnia d'un frate nella bassa po-
polosa città. Ed ecco vicino alla nostra casa esposto alla pubblica pietà, come le tombe sulla via Ap-
pia, nella sua botteguccia tappezzata a nero il cadavere di un artigiano sopra la bara secondo il costume del paese. Curiosità ci spinse a chiedere se
colui fosse morto di *Colera*, e le vicine, che senza tema ivi si aggiravano, ci risposero: *E di che
morte dovea morire?*—Or chi di costoro si sarebbe
avvicinato, or già due mesi, a porgere un bicchiere d'acqua al padre, al figlio, o al fratello moribondo? — Oh opinione! tu sei la regina degli uomini; ma al pari di questo sole italiano eternamen-
te vantato da tutt'i poeti,

Hai le tenebre tue, le tue tempeste!

IL TRIDUO

Che cosa è l'uomo senza un'ajuto supremo contro le invisibili ed operose forze della natura che
continuamente lo investono e lo distruggono?—Io
sento più che mai la necessità della religione, e
sono strascinato da un'onda di popolo a ricovrarmi
sotto le grandi ali del perdono di Dio. Quale spettacolo! la vastità del tempio di S. Giacomo cape
a stento la piena dei fedeli, che lasciando libero
un varco nel mezzo della navata si stringe mag-
giormente nelle cappelle. Due sacerdoti, che am-
ministrano il Sacramento della penitenza, seggo-

no ai due lati di ciascun altare. Lugubri lampadari pendenti dai pilastri, non giungono a diradare interamente le tenebre. Brilla solo di vivida luce il fondo del santuario. Ivi nel maggiore altare fra sei ceri ardenti, come la preghiera dei santi, risplende su nero drappo la croce, pari alla speranza sul letto della morte. Qual solenne silenzio in tanta folla di popolo! Un solo pensiero, un pensiero tremendo occupa le menti di tutti — l'eternità! Ma già si ascolta la voce di quell'Apostolo dell'Evangelo, che sudante, infangato scorre a piedi a pro dei miseri colerosi per le luride strade e per gli ospedali, senza altro distintivo che la croce, che gli splende sul petto, come la carità nel cuore; ed ora vestito degli abiti ponteficali, io l'odo offrire se stesso in olocausto per la gente di Napoli, che pur non è sua patria; . . . ma i cristiani non hanno altra patria che il Cielo. A questa sublime offerta un fremito di calda commozione, un singhiozzare, cento voci di pianto che si confondono tumultuosamente e formano un suono, alto, pietoso, e tremendo, fanno rimbombare le vaste navate del tempio: *Gran Dio, pietà dell'infelice Napoli!*

LA PROCESSIONE NOTTURNA

Non meno del dolore, che crucia gl'infermi, veglia la cristiana carità. Negli alti silenzi della notte per deserte vie, io seguo una immensa schiera di devoti, con le faci in mano, nudi il capo, e in lungo ordine disposti, come nei giorni della più alta penitenza nei primi tempi della Chiesa; l'un capo e l'altro della lunghissima strada è rimbombante della sacra prece, talchè le voci più lontane si ascoltano per intervalli, come un eco che si perde nella foresta. Io sento intuonare le litanie di tutt'i Santi, e giriamo intorno la grande aguglia di S. Domenico col fervore delle turbe Israelitiche, che giravano d'intorno all'Arca del patto sacro. Io veggo sostarsi in quel piano il Sacerdote che il primo tiene il santo Vessillo della Croce, e con lui noi tutti, ed inginocchiandoci con universale entusiasmo di patria carità esclamiamo: *A pestilentia, et a cholera morbo libera nos, Domine!* A queste voci parmi che i cieli si aprano ad accogliere la santa preghiera: per quelle quattro oscurissime ed interminabili strade dell'antica Napoli parmi venir gridando a miglia le ombre de' morti colerosi per secondare le nostre preci. Oh! Santa augusta religione, e che non puoi tu nei petti umani? Tu sei l'anello tra l'uomo e Dio, sei tu la mistica scala di Giacobbe, che unisce il Cielo alla terra.

I DUE ZAMPOGNARI

(2 DECEMBRE)

E raggiunse così nel morto regno
Disperata e contenta ombra la figlia.
MONTI.

Un padre ed un figlio di una istessa fisonomia, ma una rappresentante la florida giovinezza, l'altra il tramonto della virilità; sicchè se ad un pittore fosse venuto talento di pingere qual diverrebbe il figlio nell'età di cinquanta cinque anni, avrebbe presa a modello la testa del padre, e se quella del padre nell'età di diciotto anni, avrebbe potuto prendere quella del figlio: ma belle entrambe, di bianchi rari capelli adorna l'una, di biondi e folti l'altra; serene fronti e schiette, severi ma leali costumi, educazione sannita che il perenne piovere de'secoli non avea potuto sfregiare. Tali erano i due Zampognari, che dando un addio alla loro famiglia, discendevano l'erta dell'antica Bojano oggi piccolo paese, e già un tempo capitale del Sannio. Giunti al piano il giovinetto si rivolse, e sull'alta rupe vedea da lungi ancora il rosso grembiale della sua fidanzata come una bandiera sull'alto di un Castello, e si diedero col cuore l'estremo addio. Per la lunga strada ora venivano atterriti per la invasione del *Colera* in Napoli, ora rincorati a proseguire il loro cammino dalle varie dicerie di avvelenamenti , e non di peste a cui il governo avea provveduto di già ; ed ecco nel terzo giorno del loro viaggio da Capo di Chino la grande Città fare ai loro sguardi pomposa mostra degli alti suoi palagi , e delle superbe cupole : e giulivi, affrettano il passo ; ma giunti al grande Ospizio dei poveri , si incontrano con altri loro paesani che fuggono dall'infelice Città : *E perchè ven tornate voi ? — E perchè voi venite ? Napoli è in lutto : noi fuggiamo dall'ira di Dio ... qui vi è il Colera;* e partono. Ristanno gli affaticati dal lungo viaggio , si guardano smarriti , uno attende il cenno dell'altro. Il padre a suo mal grado dopo aver meditato disse : *Torniamo indietro :* non fece motto il misero figlio , e lo seguia ; ma il vecchio vide che gli spuntavano le lagrime, ed appoggiando ambo le mani al bastone , che servia di puntello a tutto il corpo: *Ebbene,* gli dicea, *un anno più, un anno meno è l'istesso. La tua fidanzata , se ti ama, aspetterà — E torneremo noi con le mani vuote alla misera madre , a mia sorella , a' miei piccoli fratelli ?* Il vecchio riflettè alle bisogne di sua famiglia , e poi rispose : *Figlio , i miei anni sono passati; se tu non temi, andiamo in nome del Signore :* ed eccoli alle porte dell'avvelenata Città suonare le zampogne innanzi la Madonna delle

Grazie al largo delle Pigne in ringraziamento del compito viaggio, e poscia pensierosi, e stanchi passare per quelle strade già popolose e gaje ed ora meste, giungere in una locanduccia a Fontana dei Serpi e prendere il solito alloggio. In una grande stanza terrena con pochissimi compagni accesero in mezzo ad essa il fuoco, e dopo vari racconti del fulminante *Colera* andarono a coricarsi sopra un misero pagliericcio. L'indomani secondo il loro costume fecero un giro come due rondinelle per le varie abitazioni; e poche delle antiche clientele rimanevano a loro, poichè a chi era morto il marito, a chi il figlio, e a chi il fratello: ma si confortarono di acquistare delle nuove per la mancanza di zampognari. Ritornati la sera alla stessa locanda ritrovarono tra una folla di gente un loro compagno morto *di Colera*, e andarono a dormire altrove.

Il giorno due decembre innanzi la dimane nell'istess'ora il padre e il figlio furono colpiti dal morbo micidiale, fenomeno prodotto forse dalla uniformità della vita, e dei cibi: e si amavano tanto gli sventurati che l'uno per non affligger l'altro non si attentava di palesare il male che soffriva, ma in vano; chè il male più eloquente di loro si scoprì. — Furono entrambi fasciati su due sedie e condotti all'ospedale di Loreto. La sedia ov'era il figlio precedeva quella del padre... Ahi! miseri! quali erano le vostre idee in quel tristissimo viaggio!

Quando furono giunti il giovine seduto sul letto appoggiato come il Gladiatore ferito, guardava suo padre in viso, ed i suoi sguardi par dicessero: *Chi di noi due narrerà all'abbandonata famiglia la nostra sventura? — e — se moriamo tutti e due!..* Oh deplorabile condizione!

In quel desolante luogo di dolore dove cento altri lottavano con la morte, due letti vicini accolsero il padre e il figlio: essi si rincoravano a vicenda, essi si animavano a prendere le medicine, ma quando il figlio tacque, e non diede più risposta; quello sventurato padre mise un profondo sospiro, e chiuso nella sua coltre come in una tomba, quell'anima paterna abbandonò il corpo per raggiungere ne' regni de' morti la dolente anima del figlio.

IL DISTICO

(3 DECEMBRE)

Ecco un distico; ed è l'ultimo:

Te voco, mi Jesu, admoveo ad mea pectora dulce,
Et junctus tecum dulcius emorior.

13 ORE ALLA MUNICIPALITÀ

(4 e 5 dicembre)

— ◆◇◆ —

> . . . . La vita
> E un brevissimo dramma; il telon cade,
> E il silenzio ogni cosa occupa e invade.
> WALTER-SCOTT.

Di quante emozioni diverse non sono testimoni queste mura! È qui che gli amorosi fidanzati stringono il patto della loro mutua unione. È qui che il marito lieto dichiara la nascita della sua diletta prole. È qui che il dolente figlio denuncia la morte del suo affettuoso padre. — A quante riflessioni non dan luogo quei volumi che vengon passati spensieratamente di mano in mano! Essi sono i custodi delle tre grandi epoche della vita. Essi racchiudono la culla, il talamo, e la tomba. Essi sono i registri del presente, e del passato. — Questo luogo è più contemplativo di un sepolcro. Pietà del patrio suolo mi conduce a mirare le operose cure a pro de' Colerosi.

Sono le 7 del mattino, gl'impiegati della Municipalità stanchi pel lungo travaglio della notte riposano sulle sedie col capo appoggiato alla panca, facendosi del braccio guanciale. — Oh generosi, voi dormite come l'Indiano nelle pause

frapposte a'tormenti a cui l'assoggettano i suoi crudeli padroni!.Voi consacrate tutte le vostre ore alla
umanità languente! Voi avete dimenticato le vostre famiglie per la famiglia della capitale, i vostri
figli pei vostri simili, voi stessi per gli altri.

Le 8. Ma eccoli tutti desti riprendere il giorna-
liero faticoso ufficio. Già una folla immensa empie
le sale, e i corridoi : è questo il giorno destinato
per dar soccorso di panni e materasse agli orfani,
ed agli infermi colerosi, che mandano i loro figli,
le loro mogli, i loro mariti, o i loro parenti: ciascuno è provveduto di una carta sottoscritta dal medico municipale, che sarà registrata in un gran
libro. Eccoli tutti seduti in ordine, che coi loro
abiti a bruno, par che tappezzino funereamente queste pareti.

Le 9. Una bellissima orfana fanciulla di dodici
anni, nel palesare il suo nome, e quello della morta
madre per farlo iscrivere nel libro ad un impiegato,
questi la ricopre di baci e di lagrime. Ah! la morte ha bandito oggi l'odio, risvegliando il rimorso e
l'amore, e la figlia di una abbandonata moglie posa
avvinta dalle sue braccia sopra il cuore paterno.

Le 10. Il bene è a questo mondo sempre misto
al male, e a questa scena di tenerezza paterna e filiale, succede un'altra della più nera ingratitudine
fraterna. Una giovane di 16 anni in circa vestita
di nero, ricevendo la sua carta come orfana, è so-
praffatta da tanta commozione per quello stato mi-

sero ed umiliante che cade priva di sensi. Si fa a
soccorrerla il fratello. Dopo un istante si allontana
col pretesto di provvedersi di uno spiritoso liquore,
per richiamarla a vita. La svenuta rinviene, e non
si trova più nè la sua carta nè il fazzoletto, nè l'a-
nello; memoria della sua estinta genitrice. Lo scio-
perato e ladro fratello era corso alla Beneficenza a
farsi pagare il denaro dell'orfana e il suo: e quella
misera cadde in più orribile svenimento.

Le 11. Quelle sette donne che piangono del pianto delle prefiche, perchè vengono maltrattate dal
pietoso agente municipale? — Esse fingendosi una
per volta colpite dal morbo, hanno carpito sette
letti, che la provvida mano del governo destina-
va pei miserabili *Colerosi*. — Ah! l'astuzia vive
ancora in voi, o donne perdute: la voce di Dio
non ha ancora penetrato il vostro cuore? Sciagu-
rate! — Nettate una volta l'animo vostro della brut-
tura della colpa, e piangete un cuore sì nero.

Le 12. Disgustato da sì fatte ribalderie, m'inoltro
in quelle sale ove vien registrato il giorno, l'ora, il
minuto del primo vagito di chi nasce, ed odo questo dialogo tra l'impiegato, e un padre.

Imp. *Quando è nata?*

Pad. *Li 3 dicembre.*

Imp. *L'ora?*

Pad. *Le 3 e mezzo della notte dei 3 di dicembre.*

Imp. *Di chi è figlia?*

P<small>AD</small>. *Di me Giuseppe R. e della fu Maria R. I.*

I<small>MP</small>. *Sua madre è morta?*

P<small>AD</small>. *Sì ; questa infelice fu tolta con un ta-glio cesareo dalle sue viscere dopo un'ora !...*

Si stringe nel suo mantello il pietoso impiegato, e prosegue: *Qual nome volete porre a questa mi-sera orfanella ?*

P<small>AD</small>. *Il nome di sua madre , Maria.*

Infelice orfanella, ricordo troppo tristo a tuo pa-dre , l'alba della tua vita è incominciata in un ca-davere , il tuo primo sospiro in una tomba... Gli occhi tuoi sono ancora chiusi... ah si chiudessero per sempre nel Signore perchè non vedessi la tua mi-seria ! Io gemo sul tuo avvenire.

(5 D<small>ECEMBRE</small>)

È l'una. Ed ecco un altro giovane che reca un bambinello per notarlo nel libro dello stato civile; la gioja brilla nel viso di quel padre che fissa gli occhi sul tenero suo figlio impaziente di ritornar-lo al seno della dolce sua sposa. Un uomo col vol-to pallido atterrito si avvicina a quell'amoroso gio-vane, e gemendo gli dice : *Figlio, anderemo col tuo bambino in mia casa. Se l'ami, se non vuoi togliergli quella vita che gli desti, convienti es-ser crudele verso tua moglie, che fu colpita dal Colera e vuol vedere suo figlio.* Come percosso da un fulmine restò quel misero immobile e muto , af-fidò il figlio a suo padre, e disparve.

Le 2. Ritornò dopo mezz'ora quello sventurato stemprandosi in pianto, e vicino allo scritto che segnava la nascita del figlio s'inscrisse la morte della madre!

Le 3. Mentre il vedovo desolato parte coll'amarezza nel cuore, due altri giovani solleciti e festivi si presentano in questo luogo di mestizia. Due fidanzati che vengono ad effettuare la scambievole promessa. — Sconsigliati! Voi avete scelto per questo atto di amore un giorno di lutto e di pianto. Ah gli amanti son pure egoisti! l'universo è ristretto per essi nel breve spazio delle domestiche mura.

Le 4. Cosa vogliono questi uomini di atletiche membra ch'eccitano lo sdegno dell'ottimo agente municipale? Sono facchini della Dogana che calcolando i cadaveri dei *Colerosi* come balle di merci vengono indecentemente a proporre un ribasso sul trasporto di essi. Ascoltiamone le parole: *Signore, noi siamo venuti a proporre dei vantaggi sulla fornitura dei morti. L'appalto fatto è di cinque carlini a pezzo, e noi porteremo tutti al Campo santo, a taglio di fossa, uomini, donne, grandi e piccoli, a quattro carlini al pezzo; e se vuole Iddio che cresca la malattia, faremo nuovo ribasso.* Indignato il magistrato fa imprigionare il capo di quegl'insensati che esclamano partendo: *Ora andate a far bene al comune!*

Le 5. Cos'è quella folla di gente che si avvicina

alle panche degli operosi impiegati? — Coloro che
vengono a denunciare la morte de' loro parenti o
amici: a domandare un asilo negli Ospedali: a chiedere i soccorsi pe' convalescenti. — Benedetti! Il
Cielo vi compensi del vostro dolore, delle vostre
pene!

Le 6. È sera. — Che vogliono coloro che arri-
vano in questo luogo ansanti, sparuti, piangenti?
— *Un medico!* è la domanda di tutti. È l'ora che
infierisce il *Colera*. E qui dopo un giorno di lavoro
s'incomincia il lavoro!

Le 7. Un rumore di pesanti ruote ed uno scalpitar di baldanzosi cavalli rompe il silenzio della
strada. — Uomini luridi e di fisonomie impassibili
entrano schiamazzando in questo luogo. — Prendono una carta, leggono una cifra, e partono. — Il
carrettone! I becchini! La lista de' morti del Quartiere!.....

UN MATRIMONIO

AL LETTO DI MORTE,

(6 E 7 DICEMBRE)

—

Oh! come è fredda l'infelice! oh come
Palpita a un tempo dolcemente, e muore,
Dell'amato e di Dio dicendo il nome.

M. DI CASANOVA.

UN giovane esce da una brillante società; un
servo gli getta prontamente sulle spalle un mantello, mentre un altro avvisa il cocchiere dell'arrivo del padrone. I cavalli sentono il morso, cade
il predellino, e quel nobile vi si getta dentro come
un conquistatore nel carro trionfale. Egli tiene
stretta in mano una carta, un regno, una felicità,
una lettera della sua amata, che nell'aggruppare
le mani l'ultima *valser* s'intese porre furtivamente
nella destra, e fu tanto il tremore dell'una, e la
gioja dell'altro, che disordinarono tutta quella danza. Or questi, impaziente di leggere, lascia cadere
le vetrate della carrozza, acciò vi entri un raggio
e possa rilevare quegli amati caratteri; e vi legge
un: *Io t'amo,* più dolce del bacio di perdizione della
Francesca da Rimini. Ma gli attraversa la strada
un'onda di fuoco come fiumana che scende dal

Vesuvio, tante erano le fascine che accompagnava-
no un viatico. Impetuoso il vento accrebbe quelle
fiamme , e spinse delle schegge di fuoco dentro il
suo cocchio. L'Auriga che avea fermati i cavalli
pel dovuto omaggio al Santo de'Santi, chiedea donde venisse quel viatico, e fu profferito tal nome,
che lo costrinse ad un profondo sospiro, e fece
tremare le vene e i polsi a quel nobile giovane. Si
dette a quel cocchio un andamento grave, mesto,
che armonizzava colle idee profondissime e tristi
del suo signore. Nel salire le scale del suo palazzo venne scosso dalla inaspettata vista di un frate,
che stretto nel suo mantello stava immobilmente
fermato alla tesa del primo piano, come quelle figure che ivi si dipingevano nel secolo passato ; il suo religioso raccoglimento, l'ombra nella quale era avvolto davano alla sua figura un certo che di grave
e d'imponente: *Di chi chiedete ? — Di voi..... io
vengo in nome di Dio, e di...* e qui abbassò la voce
e susurrò poche parole, oscure, misteriose, tremende, da nessuno udite fuorchè da quel nobile. Si
spalancò una portiera, ed entrambi entrarono in
quelle camere con sorpresa di tutti. —

Passeggia a gran passi da una punta all'altra di
un'antica sala una donna nel mezzo dell'età, chiamata in famiglia da lontani paesi da una grave do-
mestica sventura a cui la morte sta per mettere il
colmo. Un giusto disdegno occupa la sua mente,
un'immensa pietà invade il suo cuore. Le sue idee

di dispetto e di vendetta vengono interrotte di tratto in tratto dalla tremenda voce di un sacerdote
che nella stanza contigua assiste l'anima della se-
dotta e moribonda figlia di lei, travagliata orribilmente dal *Colera*. A quella voce quella madre sdegnosa si ferma immobile come viandante nella foresta quando il chiarore di un lampo in un'orrida
notte gli presenta come il sole i precipizii che lo
circondano; ma come tosto addensandosi più fitte
le ombre muove ei gl'incerti suoi passi, così questa, tacendo quella voce, ritorna ne' suoi tristissimi
tenebrosi pensieri.

Come due fantasmi notturni l'un dopo l'altro, il
frate prima, poscia il giovane signore entrano in
quella sala; il primo è guidato dalla religione,
il secondo strascinato da un indefinito sentimento
di convenienza, di pietà, e di rimorso. Quella donna fatale lo misura da capo a piedi con un guardo
fulmineo, a cui quel giovane non regge ed abbassa
la testa ed entrano muti in quella stanza di angosce:
— stese la destra quella madre infelice indicando
il letto, e coprì colla sinistra disperata gli occhi la-
grimosi. Quel nobile gettò uno sguardo contemplativo su quello strato come sopra una tomba sco-
verchiata, e non vide che un cadavere rannicchiato in un fascio di coltri bianchissime. Retrocedette
inorridito, ristette pensoso, immobile, a quella vista, guardando sul viso gli astanti pallidi piangenti
desolati, e tutte quelle sensazioni gli piombarono si

fredde al cuore, che per soffrirle fu costretto di comprimerle piegando fortemente le braccia al petto. Poi con voce semispenta e commossa che tutto appalesava il turbamento dell'animo suo: *Ebbene...ebbene...perchè mi avete chiamato qui?* Si drizzò quella madre curva della sventura come un albero piegato dal vento, e con dignità disse: *Io non chieggo che un nome...mia figlia non dee discendere vituperata alla tomba, l'anima sua non dee partire disperata da questo mondo...lasciando disperso come in un deserto...un infelice!...* Succedette un silenzio profondo quegl'interrotti terribili parole...s'intese il vagito d'un bambino, un profondo sospiro della moribonda, e poi questi detti... *Non viene?— voi mi farete morir dannata!— io voglio vederlo— Ah è mio figlio che piange? che crudeltà!...* Sboccò un'immensa pietà nel cuore del giovinetto, e lo spinse a chiamarla a nome...a quella nota voce ella aprì gli occhi... lo riconobbe, ed esclamò: *Egli!—Sì son io, il tuo sposo;* e tolse macchinalmente dal dito un anello e ne adornò la fredda destra dell'infelice. Il funereo e mistico cero destinato a fugare gli spiriti maligni dai moribondi è scambiato in teda nuziale, il letto in ara. Il sacerdote benedicendo santificò quel nodo. Suonava mezza notte, e il frate alzò la mano indicando quel suono: *Il cielo accoglie i vostri giuramenti.*

Orridi sogni perturbavano quella notte il sonno di quel nobile sposo: pareva a lui che molte donne, en-

trando nella sua stanza, stranamente danzassero
intorno al suo letto, e che egli studiandosi a rico-
noscere quelle fisonomie, le vedesse tutte orribilmente prive chi di mento, chi di occhi, e chi di naso. — Qui un terrore, e una laguna d'idee inter-
medie, — e come per incantesimo si trovava a pas-
seggiare su per la via di Posilipo, — e scorgeva presso il mare una notturna e lunga processione di
frati che conducevano un morto e ne udiva i sacri
canti; poi li perdeva di vista — ed i cavalli imbizzar-
riti lo trasportavano a perdersi in un precipizio
rimpetto a Nisida — il quale di repente si cambiava
nel pacifico campo santo de' *Colerosi*, dove dai cumuli dei morti si alzava uno che, abbrancandolo
furibondo a traverso de' fianchi, lo strasciuava al-
l'orlo dell'orrida fossa e ve lo gettava. Quando aprì
gli occhi nel suo letto dorato, ripensò a così scon-
volte immagini, e come per rifuggirle diresse il
suo pensiero pel solito cammino alla sua bella dan-
zatrice; e una voce dal profondo del cuore gli
ruppe la strada rimproverandolo: *Tu sei maritato!*
e il cuore gli balzò gemebondo, e fu strascinato
da un torrente d'idee, e percorse le ragioni impel-
lenti di quel misterioso frate, l'imponente vista
d'una madre oltraggiata, il letto di quella misera
attaccata a stento a questa vita come un naufrago ad uno scoglio, mentre l'onda sta per ingo-
jarlo, il tremendo vagito di suo figlio... il sacro
giuramento... il suo partire . . . quella voce lon-

tana suonante ancora alla sua mente: *Proficiscere anima christiana*, e la sua ragione rispose al suo cuore: *Sì maritato, e vedovo in una notte*. Animoso sorgea da letto, e si aggirava per la stanza liberamente col corpo, mentre lo spirito stava incatenato come Prometeo alla rupe, nè sapeva svincolarlo per pensare alla sua amata, che avea rinunciato, con quel nodo già solenne. E coprivasi il viso, e ragionava tra sè: *Che cosa ho fatto, che cosa ho fatto io? Se colei vive, io ho perduto tutto!.. verso la mia G. mancare alle mie promesse? divenire l'orrore di me stesso, la favola di tutte?..io? — io non diedi questa mano che ad un cadavere — Sorgerà esso dalla tomba per distruggere la mia felicità? Ella era morta — o sarà morta a quest'ora... L'anima mia si scontrò per l'ultima volta con la sua come due astri vaganti nell'immenso spazio si incontrano, e si urtano per dividersi e per una eternità.* E passeggiava silenzioso e poi con un sospiro: *Morta! Ah! colui che mi avesse l'anno scorso recata tal nuova che ora attendo come un condannato la grazia della vita, l'avrei steso freddo cadavere al suolo, ed ora!.. Ma rispondiamo a quella cara lettera.* Prende la penna e si guarda la mano e la vede priva di quell'anello dato in fede conjugale alla moribonda — cerca di vincersi. Scrive poche parole — la mano gli trema, la coscienza ritorna a latrare: *tu sei maritato...* la fantasia gli si accende, e quei caratteri gli sembrano scritti col sangue. — Si alza inorridito, tira il laccio d'un campanello, ed ecco il suo fido cameriere annunziargli una crisi benigna della natura, un prodigio operato dall'amore, che una moglie vive ed è fuor di pericolo.

Tutto quel giorno lo passò in orribili pensieri di morte, non prese cibo, e vagò per solitarie vie chiuso nel suo cocchio solo e taciturno; le sue passeggiate furono le più gaje di Napoli: il giorno era bellissimo, ma in perfetta antitesi col suo cuore.

Quando cadde la notte, malgrado i replicati messi della sposa, malgrado un foglio da lei scritto che lo pregava di portarsi da lei, spinto dalla fatalità, o dall'amore, volle condursi a quella società che la sera antecedente avea formato la sua delizia: era pallido, contraffatto; tutti gli chiedeano la cagione del suo turbamento; egli dissimula; si fissa il giorno de'nuovi sponsali; la sua bella sfolgoreggia della gioja di beatitudine, egli tace e si rannicchia in un angolo della stanza come una larva che maledetta fugge crucciosa dalla fantasia di chi dorme. Un medico forestiere imprudente, non sapendo che dirsi per animare la conversazione, parla al suo solito del *Colera*, e per mostrare quale influenza abbia l'immaginazione su questo morbo, palesa il matrimonio di una sua inferma, e senza conoscerlo nomina il nome del giovine cavaliere nostro protagonista.

Eccheggiò quella stanza di uno smodato riso, di

un riso forte convulsivo terribile, che esaurì tutte le forze della sua bella innamorata, che cadde svenuta stramazzoni in mezzo alla stanza, innanzi ai piedi del suo amante.

A mezza notte nella camera di quel giovane signore s'intese un colpo di pistola che fece risuonare orribilmente di pianti e di grida quel palazzo come una nave nel punto di sommergersi.

LO STRANIERO AL CAMPOSANTO

(8 DICEMBRE)

> Ei porta su la fronte
> L'ombra del suo mistero.

Perchè serrò egli piangendo la porta di sua casa, e si recò poi a rallegrare col suo canto la nobile società? — E perchè attese egli l'altra notte immobilmente alla sua finestra il passare dell'orrido Carrettone? — Ed ora perchè in fondo del Camposanto innanzi ad un cumolo di terra sta dolente, mormorando preci? — È egli un pazzo? No, è un estraneo infelice. Fuggì di sua casa quando vide spirare la moglie e l'unica figlia. Andò per chiedere ad un amico un letto, e fu obbligato da una possente necessità a cantare. Ora piange la sua irreparabile sventura.

UNA MESSA DI REQUIE

A S. MARIA DEL PIANTO

(9 DICEMBRE)

———◆———

.............Ah sugli estinti
Non sorge fiore, ove non sia d'umane
Lodi onorato, e d'amoroso pianto.

FOSCOLO.

Un religioso sentimento di pietà traea dal Pendino tra una folla di amiche una misera madre dal Colera orbata dell'unico suo figliuolo, una piangente vedova coll'orfano bambino in braccio, e una deserta fidanzata alla messa di requie a S. Maria del pianto. Un Sacerdote era di guida alla devota comitiva che raccolta in santa carità giva recitando mestamente le preci dei morti. Giunti su l'alta strada del Campo, volsero lo sguardo a quella trista vallea dove su molti cumoli di terra circondati da muro, in un piano disuguale si vedeano piccole croci di legno, — il nuovo misero campo benedetto dei *Colerosi*. Ahi quanta poca terra chiude sette mila cadaveri, e l'amore e i pensieri di tutta una gente! A quella vista le sventurate dalla vetta del monte chiamavano ad alta voce il figlio, l'amante, lo sposo. Ma corrette nel loro do-

lore dalle sagge parole del Sacerdote proseguirono il cammino verso la Chiesa campestre.

Siede S. Maria del Pianto a ridosso di una col-
lina, che domina la vasta pianura delle Paduli,
rigata dalla bianchissima strada di Poggio-reale,
e dal lungo muro finanziere. Da lontano la Chiesa sembra un grande sepolcro antico; le rustiche
nericce mura da un lato presentano il silenzio e
l'orrore della morte; dall'altro la bianca facciata rivolta verso Napoli, la speranza e la gioja della
vita futura. Quelle mura furono innalzate per la peste del 1656; del che fa ricordanza ivi il gran quadro di Luca Giordano.

Ed oh quanti ignari di questa luttuosa origine entrarono ed uscirono senza pur volgervi uno sguardo! oh quanti le guardarono sbadatamente andan-
do a diporto, o al bellico ludo, o alla corsa, senza
pur chiedere che chiesa fosse quella, che oggi sorge nella sua grandezza a vendicare l'obblio di due
secoli; ed ogni Grande, vittima del colera, ambi-
rebbe pochi palmi di terra nelle sue obbliate sepol-
ture, più che a Weistmister o al Panteon l'Inglese
e il Francese. Ma queste ambiziose idee erano ben
lungi dagli affettuosi sentimenti di quelle misere donne intese tutte al divino ufficio. Immobile col rosario in mano, concentrata nel suo dolore sta quella
misera madre innanzi ad un crocefisso, come la vedova del vangelo che vuol risorto il perduto figliuolo : e così prega la fidanzata; e così la vedova che

spesso corre a trarsi accanto il fanciullo che va
scherzando con gl'intagli delle lapidi sepolcrali. Ma
quando il figliuolo di Dio invocato scende fra le
auguste dita sacerdotali, il pianto delle misere sgor-
ga a torrenti, l'anime loro per una virtù celeste parlano con quelle dei morti, come spiriti che s'incontrano e si abbracciano nell'alto dei cieli.

Quando fu finita la messa, quella devota brigata per aspri e disastrosi sentieri discese al nuovo
Campo benedetto. Per una porta entrano in una
stanza terrena dove stava ammassata in un angolo
molta calce. Ahi! non per fabbricare, ma per prontamente distruggere la più sublime fabbrica che
uscì dalla mano di Dio, l'uomo! Trassero di là
quelle pietose, ed uscirono dall'altra porta che mette nel benedetto campo de'.*Colerosi*, diviso pel muro dall'antico Campo santo, e da altre mura circondato, triste informe trapezio bislungo, tagliato
a sbieco sopra un terreno ineguale e infossato, è immagine vera di rovina e distruzione! Da una parte
due grandi alberi atterrati dalla scure e molti ar-
boscelli sbarbicati giacevano al suolo mostrando
le radici alla luce. Ciò che il *Colera* avea fatto
degli uomini, aveano questi fatto di quelle misere piante, giacchè a migliaja di uomini, che
due mesi prima si alzavano al pari di quelle a
godere il sole, servia quel terreno di tomba. Un
Sacerdote mestamente passeggiava a custodia di
quel luogo. Nel fondo si vedeano, contadini aprire

una nuova fossa. Ventitrè altre erano già piene e coperte, e distinte da un cumulo di terra piramidale nel cui vertice stava confitta una piccola croce di legno, ed in alcune poche una crocetta di rame tolta dalle mani dei recenti morti e sostituita a quella di legno. Una sola era piena a metà, ma uno strato di terra ascondeva agli occhi de'profani i cadaveri stipati; se non che a quando a quando sfuggìa fuori di quel nero velame un braccio, un piede, una corona di fiori, una punta di palma, una ciocca di biondi capelli, un'altra negrissima, e un cucuzzolo che rifletteva ancora i raggi dell'ultimo sole. Le pietose femmine si affacciarono in quel baratro di morte, e pregarono pace agli estinti.

E già partivano da quella terra lagrimosa, quando corse al pensiere dell'amorosa fidanzata chiedere qual fosse la tomba scavata nel giorno 2 novembre, e il Sacerdote gliela indicò; ed ella vi trasse piangendo con le sue amiche: domandò egualmente la vedova della fossa ove era sepolto il marito, ed andò a baciare quella terra, e posovvi sopra il figliuolo, e raccomandò al padre l'infelice orfanello; mentre l'amorosa madre vagolando con l'amoroso sguardo riconobbe sul cumulo della fossa a sè vicina la croce che sempre stette appesa alla testiera del suo letto, e che avea col rosario avvinta alle morte mani del figliuolo... *Giovanni, tu sei qui: rispondi, mio figlio, è tua madre che ti chiama: rispondi, o Giovanni!* e cadde svenuta. Tutti spaventati e commossi corsero al grido di quella desolata. Il sacerdote tolse da quella fossa la croce, e le disse: *È vostro figlio, che ve la rende, perchè possiate pregare per lui;* e quella croce veniva baciata da tutti, e si posava su quel seno materno confortato dalla religione e dall'amore.

(10 DICEMBRE)

Io mi affacciai come da un grande verone dallo spiazzo di S. Maria del Pianto : mi stava a sinistra il Vesuvio solitario ed isolato pari all'Olimpo, a destra il temuto Campo santo, e Napoli su gli occhi somigliante ad un panorama. — In questo silenzio mattutino io contemplo muta ed operosa la natura che nella sua grandiosa maestà par che si rida del nostro pianto e della nostra gioja, intesa colle arcane sue operazioni sempre ignote ai mortali a rifabbricare e a ricomporre ciò che il tempo ha distrutto, e il tempo suo primo ministro le porge la destra in ajuto. — Quando avrà fine questo gran dramma? Io scesi dal campo benedetto de' *Colerosi*

Pietà mi vinse, e fui quasi smarrito! . . .

LA ISCRIZIONE SEPOLCRALE

(II DECEMBRE)

Un morto stizzo prende, e sulle fàccie
Di quella rozzà pietra, in rozze note
Con esso scrive — È qui sepolto il Magno.

LUCANO.

UNA carrozza si ferma a quella porta che mette
a quel campo di morte: quattro generosi giovani vi
discendono recando una gran croce e una iscrizione. Il primo è l'eloquente scrittore delle memorie
storico-militari del regno di Napoli; l'altro è quel gentile che fa risplendere in ogni novello anno la leg-
giadrissima Iride, delizia delle nostre dame; il terzo
è un architetto giovane nelle arti belle non meno
che nelle scienze peritissimo, e il quarto ahimè! è
un orfano sventurato! Li accompagna un tristo becchino che notturno recò colà il nobile estinto 'per
additar loro in quella funerea campagna la fossa
ove riposa il sacro capo dell'infelice guerriero: ma
lo smemorato non bene rammenta il luogo, e tutti

dietro di lui si aggirano mesti e pensosi fra quei cumuli croce-segnati di arsiccia terra, come viandanti smarriti in un'orribile foresta. Ma si fa loro innanzi il Sacerdote custode, che cortese additò vicino al muro che divide i due campi benedetti la solitaria fossa dove egli stesso avea tumulato il ricercato cadavere, ed ivi li accompagnò; stettero quei quattro pietosi in muto raccoglimento volti immobilmente a quella fossa, e varie idee, tristissime e profonde si affacciavano a quelle menti. L'anima dello storico seguiva rapidamente quell'estinto guerriero, nei campi di Spagna or vincitore, or ferito, or lo accompagnava nelle gelide contrade di Russia, ora in Sicilia fra le varie tumultuose vicende, indi fissava il guardo a quella fossa, e sospirava. Il giovine letterato lo seguiva negli ameni studii che a lui fecero più belli i giorni di pace, meno tristi quelli della sciagura; poi volgendo gli occhi al cielo esclamava: *No, ei tutto non morrà*. L'Architetto delineava con un pezzo di gesso in sul muro una spada e una corona di alloro in onor di quel prode, mentre il figlio colle mani incrociate, ed impietrito dal dolore, ma destatosi da quel profondo sopore e richiamando alla mente la memoria del padre suo fece sì che ad un tratto tutte le potenze dell'anima si radunassero intorno del core, e calde lagrime gli scorsero per le pallide guance. Piantarono allora quegli altri la croce che portato aveano con esso loro, e dando l'estremo vale a quella fossa benedetta, ci posero questa temporanea iscrizione :

QUI
GAETANO COSTA
PRODE SOLDATO ONESTO CITTADINO
LA PATRIA
SIMIGLIANTI FIGLIUOLI SOSPIRA
ANNI MDCCCXXXVII.

È tutto questo fu l'opera d'un pensiero, d'una volontà, d'un affetto! Ma a quella iscrizione un'altra ne succederà incisa su bianco marmo, che meglio racconterà a'tardi nepoti le virtù dell'illustre defunto.

(12 DECEMBRE)

IL *Colera* va di giorno in giorno perdendo la sua possa : il bollettino sanitario non segna che pochi casi. Il corpo della città di Napoli va nel tempio di Nostra Signora di Costantinopoli a render doni e grazie all'Altissimo.

UN LETTERATO E LA SUA FAMIGLIA

(13 E 14 DICEMBRE)

***

> Di nuova pena mi convien far versi.
> DANTE.

UN di quei che gli antichi diceano odiati da Giove, e perciò costretti a fare i Pedagoghi, è l'infelice di cui ora parlo. Era straniero, e lo legavano a questo paese tre possenti ceppi, moglie, figli, e povertà: con l'ansia che impongono questi sacri titoli, egli avea raddoppiata la sua attività a salvare la sua famigliuola dal tremendo *Colera*, e già la vedeva in porto, quando inaspettatamente il giorno 11 decembre si vide spirare fra le braccia la sua prima speranza, il figlio maggiore, da esso educato con tanta cura; e rimase come nocchiero che, sfondato il naviglio, si trova deserto nell'immenso oceano. La notte venìa trasportato il cadavere di quel giovanetto che formò per quindici anni la delizia di quella casa: la madre gli tagliò una ciocca dei suoi biondissimi capelli, ultima memoria; il fratello minore gli pose sul petto un piccolo crocifisso; la sorellina gli legava le mani col suo rosario di savaccio : mentre concentrato nel suo dolore, seduto ad un tavolino senza pure guardarlo, quel misero padre gli dava l'ultimo addio con queste parole: *Va, mio figlio, va, tu mi prepari la strada!* e così avvolto in un lacero lenzuolo venìa trasportato dai becchini giù per le lunghissime scale accompagnato dalle disperate grida della madre e de' fratelli e posto nel Carrettone. Quando questi ritornarono rinvennero nell'istesso atteggiamento lo sventurato padre, quasi insensibile e cieco pel dolore al terribile dramma che si agitava nella sua famiglia: il suo viso però era cambiato come se avesse sofferto una malattia di più giorni: a quella vista, a quell'eloquente affanno, a quel tremendo silenzio tacquero tutti, e stettero muti a contemplarlo.

Il giorno 12 decembre possente necessità lo costrinse a recarsi per dare una lezione di lingua francese a Chiaja, e simulò calma lasciando che si consumasse come in un sepolcro ciò che stava dentro il suo cuore; ma di quando in quando, dimentico di quello che aveva detto si restava sospeso, come un falco che vuol prendere il volo e si trova legato il piede: ahi! quel laccio infrangibile era l'idea della perdita dell'amato suo figlio! Traducendo poi in francese questi versi:

Misero l'uom che, o morir deve biondo,
O la tomba mirar de' suoi più cari:

gli scese alla vista una nube un sipario che lo trasportò alla scena lagrimosa della sera precedente.

9*

Si alzò e chiese commiato da quel nobile discepolo affettuosamente sì, come chi parte per lunghissimo pericoloso viaggio: giunse a casa spossato colla idea di porsi a letto; ma del luttuoso dramma di sua famiglia non era terminata che la prima parte: trovò la moglie investita dal *Colera*, e si chiuse nel tenebroso stanzino della figlia, come un reo nella segreta. Il male della moglie peggiorava: e verso sera venne il giovine medico che avea assistito il morto loro figlio, ad indicare i rimedi per combattere il *Colera*, e già sen partiva quando s'intese dalla chiusa stanza, dove credeano che egli riposasse: *Dottore, e per me non ordinate nulla?* Accorsero colà tutti; trovarono quel misero che orribilmente soffriva. Il medico ordinò un bagno, e nel partire lo sventurato infermo gli disse queste precise parole: *Dite al vostro principale L. che venga a vedere l'antico suo maestro di lingua francese!*

Dopo il bagno cedette quel letto alla figlia che si sentiva anch'essa molto male, e si giacque al fianco della inferma moglie. A mezza notte il misero incominciò ad affrettarsi alle porte della eternità, come sasso caduto dall'alto che corre al suo centro. Udì le sue ambascie mortali quella infelice consorte, udì darle l'estremo addio raccomandandole i figli, udì la tremenda voce del sacerdote intimargli la partita da questa terra lagrimosa, intese l'ultimo sospiro, e lo vide freddo cadavere al suo lato per cinque ore!

Era quella sconsolata dell'età di trentacinque
anni, di alta figura e di belle forme, educata
nobilmente, e l'industrioso marito avea posta ogni
studio di renderle nella sua condizione la vita meno insoffribile; ma caduto quest'unico sostegno, la
miseria si affacciò a quella famigliuola in tutto l'orrido suo aspetto: e necessità la spingeva all'Ospedale. Nessuno avea cuore di dirglielo, l'osò il medico,
e la consigliava di abbandonare quella funesta casa
fatale alla sua memoria, ed ella si rendea a stento,
e nell'alzarsi guardò il cadavere del marito, e piangendo diceva: *Almeno tu morivi nel tuo letto!* E
si coprì le membra di una misera veste, ed attese
seduta presso a quella tavola col figlio vicino e cogli occhi volti all'estinto. Orribile silenziosa scena! rischiarata da un tristo lume ed interrotta dal
fioco lamento della figlia! Tornò la serva ad an-
nunziarle l'arrivo della sedia, e già si alzava: quando quella crudele la persuadea di spogliarsi de'suoi
ornamenti d'oro, perchè non venissero smarriti al-
l'Ospedale, e quella sventurata si tolse i pendenti e
gli anelli, ponendoli su la tavola dicendo: *Che ser-
vono questi ad un cadavere nella fossa? serbateli
alla mia Amalia.* Benedisse i figli, e partì accompagnata dal medico, e dalla serva. Restò il figlio
boccone sul letto della sorella, nè ebbe forza di dirle
addio. Il pianto della misera figlia si sentiva ancora su la strada dalla deserta madre, e volta al medico disse: *Io sono nella mia bara, andate ora a*

consolare quei sventurati. La serva volle seguirla all'Ospedale.

Risalì il pietoso medico e trovò quel giovanetto abbracciato al cadavere paterno, e lo tolse di là, e lo confortava come meglio potea.

Giunse la serva smarrita e parlò segretamente al medico che altamente si turbò: più che mai atterrito, il misero figlio volea penetrare quel mistero ed accompagnava col lume il giovine medico che in fretta partiva, e rispondea parole oscure e tremende... Ma inaspettatamente il lume si spense, s'intese per le scale precipitare cóme un involto di panni che si fermò quasi a suoi piedi : gridò spaventato il medico: accorsero coi lumi, e si trovò quell'infelice giovanetto morto !

Di questa desolata famiglia oggi non rimane che un'orfanella di dodici anni, che ostinatamente non volle prendere altra medicina che acqua pura.

IL LIBRO DI MEMORIA

(15 DECEMBRE)

—◦◦◦—

Chi tradisce è il traditore,
Non punisce i falli sui,
Ma giustifica gli altrui
Colla propria infedeltà.

METASTASIO.

QUEL peregrino ingegno inventore di alte cose,
quella testa pensatrice giace immobile come il guanciale che preme, nè ha più forza di formare almeno il pensiero ch'ella esiste; il *Colera* l'ha spento!
I magistrati corrono a mettere il suggello agli effetti di quell'estinto per serbargli agli eredi oltra-
monti, ma una superba Cameriera orgogliosamen-
te si mena innanzi con queste parole: *Non vi date*
tal pena, o signori, perchè tutta questa robba è
mia, e il possessore già morto parla per questa
carta; e mostra il di lui testamento. Tutto infatti
era lasciato alla scaltra cameriera, e solo tre scel-
lini per ciascheduno dei nipoti lontani; non un ricordo ai domestici, non una messa all'anima sua.

La volontà del testatore fu, come doveasi, ri-
spettata: la casa sgombra del di lui cadavere, e la
Cameriera prese possesso dei tanti beni.

Essa già siede su d'una sedia poltrona, vestita
a brano per l'etichetta, con una gamba a terra, e

l'altra in segno di autorità villana si accavalca penzola su questa lasciando a terra la scarpa di raso
nero ad uso dell'antica pantofola, e dimostrando
calzato di seta finissima il picciolissimo piede, che
avea più del suo viso ferito il cuore a colui che da
serva l'innalzava a tanta signoria. Un vecchio fabbro dalle mani nere ed incallite da un lato, e una
vecchia lurida contadina dall'altro la chiamano
affettuosamente figlia. Seduta poco da lei lontana
sta l'invidiosa sorella: e colla mano appoggiata su
la di lei sedia un giovine contadino, maligno e superbo, che le dà il titolo di signora cognata. Ecco
tutta la di lei nobile parentela, che la conforta, alla quale la bella dolente non risponde che con sospiri. Ha i suoi macchiavelli ogni ceto!

La cena toglie finalmente l'incommoda etichetta: le rimembranze patrie si svegliano, e tra il fumo della mensa si dimentica tutto, si ride, si beve, si gavazza in tempo che il *Colera* dà terribili
esempi agl'intemperanti.

La notte la signora villana venne visitata dall'a-
cerbo cavaliere asiatico: i parenti col pianto su gli
occhi e colla gioia al core stanno tutti vicino all'inferma; il solo padre che mestamente tace sente vera pietà di lei.

Il male cresce; gli avidi parenti si figurano da
un'ora all'altra possessori di tanti beni, e già si
aggirano per quelle signorili stanze, inebriandosi
la vista di tante sconosciute ricchezze: il solo fabbro

sta afflitto presso la figlia, la quale gli dice : *Io cono-
sco qual tristo governo mia madre e mia sorel-
la hanno fatto fin'ora di voi ; ma voglio porre
in salvo la vostra vecchiezza* : e tolse da uno
scrigno a capo il letto un libro , e proseguì : *Qui
stanno tutte le mie ricchezze, non palesate il segreto ; nascondetelo ; datemi la vostra benedizione , e fuggite ; se avviene che io la scampi , tornate, e vivrete contento con me ; se muoro, gode-
tevi questo dono dell'infelice vostra figlia.* Commosso e piangente il padre la benedisse , ma partendo , confidò il segreto alla moglie. Era scritto
nel libro fatale del *Colera*, che quella nascente signora non sparisse sì presto dalla terra , e alla partenza del fabbro incominciò a migliorare la di lei
salute. Il cognato partì nascostamente per involar-
le quel libro , ma giunge in Avellino troppo tardi,
che trovò la casa del fabbro incordonata dalla guardia sanitaria, morto di *Colera* il suocero, e tutti gli
effetti messi sotto suggello. Alla sparizione del cognato l'accorta Cameriera comprese qual era l'idea
di quel furbo, e gli inviò tacitamente dietro corrie-
ri, e ricuperò prontamente il contrastato libro ; e lo
ponea su la tavola : e vi mettea sopra la mano, come
la sibilla dei dodici volumi, quando entrava la madre, piangente. *Non sai tu che tuo padre è morto ?
— Lo so — E tu quasi ne gioisci ? Onde quel riso —
Mirate questo libro ?.. gioisco non per la morte di
quel misero, ma per questo libro che volevate in-*

volarmi — Noi? e a qual uso? È forse esso un qual-
che libro incantato? — Esso contiene cambiali su i
banchi di Londra di Parigi e di Napoli d'ingen-
ti somme : giustizia a me lo rese, ed io ne godo.
— Ricordati almeno di me ora ch' è morto tuo
padre : non mi rimane altro sostegno che tu, o fi-
glia — Io non ho più madre, come non l'ebbi giam-
mai : noi eravamo tre sorelle, voi avete colloca-
ta la prima e la seconda, e abbandonaste me al-
la fortuna. Ma cangiò la sua ruota, ed io di-
venni una ricca signora : dimenticai gli oltraggi
passati, vi accolsi in casa, voi unita al furbo
cognato, e alla sconoscente sorella, avete cercato
di spogliarmi : ora uscite ; chè io non ho più pa-
renti — Chi t'insegnò d'essere tanto crudele? — La
ricchezza, e colui che a me lasciolla diseredan-
do tutti i suoi nipoti ingrati.

UNA NUOVA MEDICINA

(16 DECEMBRE)

—◆—

> Per te , se in fredde vene
> Pigro ristagna e langue,
> Bolle di nuovo il sangue
> D'insolito calor.
>
> METASTASIO.

GIACEVA in uno degli Ospedali militari di questa capitale un basso uffiziale svizzero, travagliato dal *cholera*. Il miscro strisciava come una serpe su le lenzuola, e con la testa sotto il capezzale borbottava con voce soffocata la parola: *Reazion*. Egli, incanutito sotto il peso delle armi, e che tante volte aveva scherzato con la morte sul campo di battaglia, soffriva mal volentieri cedere ad un nemico occulto, che più omicida della mitraglia mieteva le vite di tanti suoi compagni. Spinto da quel sentimento di difesa che tanto predomina nell'animo de'guerrieri, e non volendo morir da vile, pensò opporre alla forza del male un rimedio, ma un rimedio da soldato — Risoluto si alza a metà sul letto e chiama : *Infermier , Infermier ;* al che accorse un giovane, e gli richiese cosa bramava — *Ve preghe, fate venir sambuco.* A queste parole, il giovane lo guardò sorpreso, e credè che il di lui cervello avesse dato di volta; ma l'infermo ripeteva:

Ve preghe, fate venir sambuco : questa è mia borsa, fate venir sambuco. Furono inutili le rimostranze del giovane contro una tale bevanda, perniciosa nel di lui stato, perchè lo Svizzero, ch'era stato sempre subordinato a Marte, si era ribellato contro Galeno, e gridava e minacciava perchè gli dessero del sambuco. — Il giovane allora calcolando che per quell'infermo il medico non aveva dato alcuna speranza, pensò soddisfarlo, e quasi come dandole il colpo di grazia, gli recò il tanto desiderato sambuco. — Lo Svizzero bevè il primo, il secondo, il terzo bicchierino; si ferma un poco; poi con maggior energia disse: *Fate piacere, date un altro ancora.* — Dopo ciò sembrò tranquillo, e dicendo: *Adiu mon camarat,* cacciò il capo sotto la coltre. — Stette così un pezzo senza fare alcun movimento, talchè fu creduto morto dall'infermiere, il quale per assicurarsene andò per scoprirlo: ma qual fu la di cóstui sorpresa nel vederlo sorgere tutto ad un tratto, ed esclamare con voce più chiara di prima : *Infermier, portate qui due puttiglie sambuco* — Corse allora vicino al suo letto altra gente, onde distoglierlo da un tal proponimento, ma lo Svizzero, fermo come uno Svizzero, ripeteva : *Questa è mia borsa, pagate, e portate sambuco.* — Fu necessità soddisfarlo la seconda volta; bevè altri cinque bicchierini di sambuco, e poscia cadde in un profondo sonno — Allorchè fu desto ebbe forza bastante da gittarsi dal letto , vestire i suoi abiti, presentarsi alla porta dell'Ospedale , gridando tra la sorpresa di tutti : *Vive le Roi! Vive le sambuco! Morte all'infermier ! Morte all'infermier !* — Ritornò lo Svizzero al suo Quartiere a marcia forzata , persuaso che pel *Colera* non v'era medicina più efficace del Sambuco.

IL NOTARO

(17 DECEMBRE)

IL *Colera* avea di già registrato nel negrissimo suo libro le vittime di questa dolente città. Un agiato notaro ricco di migliaja di ducati, che conoscea tutte le precauzioni, ed'i cavilli che si devono usare per sfuggire un creditore insolente, o legare un furbo debitore, si rese in un casino al Vomero, abbandonando la sua curia per salvarsi la pelle: fuggì piangendo, è vero, ma sperò di trionfare ; e già volgeva il terzo mese di astinenze e di digiuni involontarii, e le nuove erano rincoranti, e si dicea che il *Colera* era fuggito. Ed egli scendea colla sua famiglia a celebrare la vigilia del Natale, lieto di averla fatta in barba all'indomabile mostro. Ma come quei che luogo e tempo aspetta , il Colera l'attese al varco e lo colpì così fulminantemente, che in poche ore lo distese a terra.

L'ENDIMIONE

(18 DECEMBRE)

———

L'umidu raggiu di la bianca luna
Ntisi d'iddu pietati, e impallidiu.
MELI.

Un gruppo di gente stava innanzi a una porta a
Chiaja; il tempo era oscurissimo. — Ripassai dopo
tre ore per di là, e sopra un cielo d'indaco splende-
va la luna in tutta la sua luce : quella strada deserta, quella casa tutta silenzio, la porta spalancata; pietà mi prese a chiedere dell'infermo. Un
gran raggio di luna posava sopra il suo bellissimo
pallido viso, come se Cinzia amorosa scendesse a visitare il dormiente Endimione. Con questo bianco
chiarore facea contrasto la rossiccia luce di una
lucerna, accanto alla quale cogli occhi fisi al letto, stava accovacciato un bianco cane. Quella luce
sulla parte oscura del letto rischiarava la sola testa di una bellissima giovane, immobilmente seduta, come un simulacro custode delle tombe scol-
pito da Fidia. — Chiesi dell'infermo, e indispettita
colei con aspra voce mi rispose : *Non hai tu occhi
per vedere ch'è morto?* — Ed io mi partiva me-

stamente di là, e andava in mia mente volgendo
le vicissitudini della vita, e il silenzio della morte.
— *Ma che attendea quella donna abbandonata
sola colà?* E m'incontrai nel funesto Carrettone
che tacitamente rispose alla mia domanda.

LE POMPE FUNEBRI

(19 DICEMBRE)

Dopo tre mesi io torno a rivedere una pompa funebre. I poveri dell'albergo di S. Gennaro avvol-
tolati ne'loro azzurri mantelli, non sono più sfuggiti come i vegliardi del tristo augurio, come i lan-
cieri della morte, ma si accolgono come un corteggio
di nozze: sta scritto su le funeree loro banderuole
il nome di quel prode generale che si vide spirare
a Macerata il figli- ferito in battaglia fra le sue
braccia.—Eccolo: egli è steso su le pompose bare:
i suoi confratelli d'armi mestamente lo seguono: i
soldati fanno lunga barriera ad ambo i lati di Toledo.
— Il popolo si affolla a mirarlo ed esulta. Si muore, ma non di *Colera;* si muore, ma si ottiene una
tomba; si muore, ma compianto e con tutti gli
onori.

IL NUNZIO APOSTOLICO

(20 DICEMBRE)

—◦—

> E ovunque egli si aggira è un singhiozzare
> Per tenerezza, è un palpitar soave
> Che del cor le tempeste acqueta e molce.
>
> TRINCHERA.

T'ASCOLTO parlare a Dio dalla tribuna della verità : « Ruota la fulminea tua spada sul mio capo, che
» offro in olocausto alla tua giustizia pel diletto po-
» polo di Napoli a te caduto in ira, come il tuo fi-
» glio diede il suo sangue per la salvezza del gene-
» re umano. » Ti seguo : tu hai le ali del vento !
Io ti raggiungo in un misero tugurio. Io ascolto le
tue sante parole : tutto carità tu rincori col Sagramento della Confermazione il livido moribondo coperto di sozzi cenci : tu gli sorreggi il pesante capo
inspirandogli consolanti e dolci accenti della religione : tu gl'infondi forza a rattenere il fuggente
spirto, come l'Eterno infuse l'anima al primo uomo col suo fiato animatore : lo copri con tuo mantello, e gli poni sotto il guanciale di paglia un
non so che avvolto. Tu gli sorridi il sorriso di un angelo mandato da Dio, e passi come aura animatrice.

Io ti seguo , e ti raggiungo ove due orfanelli ti

si precipitano a' piedi , e ti pregano pe' loro parenti : *Non siete voi il medico ? non sanate voi i nostri genitori ?* Tu non rispondi che col pianto con-
solando e beneficando largamente quei desolati de-
relitti , e la tua destra non sa quello che dà la sinistra, e passi come lo spirito di Dio sovra le acque.

Io ti seguo ancora; benchè il cielo sia di un calore di ghiaccio, tu ti asciughi la fronte dal sudore : tu corri tutte le case de' mendici ; tu consoli
i desolati ; sollevi le inconsolabili vedove ; tu se'
sostegno agli orfani ; tu rendi una delizia la morte a' spiranti. Il sole è da un'ora tramontato, e tu
t'addolori di non aver fatto nulla : le tenebre, lo spavento di un morbo terribile, la protratta veglia, le
angustie, l'estrema stanchezza, non bastano ad
arrestare le opere tue, al cui peso solo un angelo
animato dal suo Fattore resisterebbe.

Gli astri che alla fuggita del sole spuntavano su
l'orizzonte hanno passato il meridiano ; e tu allora
sudante e lordo di fango entri nel tuo palazzo per
riposare alquanto a porte spalancate ; ed i servi
hanno ordine di svegliarti a qualsisia ora. Ogni piccolo romore ti desta ; tanta è la brama di sollevare
i moribondi. Non sono scorse tre ore, e tu esci dal tuo
palazzo, portando teco il prezzo dell'oro e dell'ar-
gento che il giorno avanti hai venduti. E dalle scale in tutte le vie ti ritrovi tra folle di poveri cui
dai qualche moneta, ed umile accogli le benedi-
zioni di tutti. E il giorno tramonta per sorgere

un altro per te più travagliato. La virtù del filosofo
che muore tranquillamente parlando dell'immortalità dell'anima è la virtù del saggio : la virtù del
guerriero, che spira in Cartagine fra i tormenti, è la
virtù del forte : ma sollevare gli oppressi fratelli investiti dal *Colera*, affrontare impavido la morte la
più tormentosa, è la virtù del figlio di Dio, la virtù
cristiana , che rende eterno e sublime il nome di
Monsignor Ferretti Nunzio Apostolico.

(21 DICEMBRE)

BELL'alba è questa ! Odo io la voce del più valente de' miei discepoli venir declamando *talmescamente ?* Sì , è il mio bravo Leceese P. Giannaccari
che torna a noi dalle gelide contrade degl'Irpini. Spaventato egli fuggìa in provincia; ma in provincia trovò ben altro *Colera !*... le nevi, il disagio, le guardie sanitarie che lo respingevano ora in dietro ora
in avanti : credette infine miglior consiglio di tornarsene a Napoli a combattere contro il *Colera*,
anzi che lottare con gli uomini e con gli elementi.

JONGH

CAPITANO DEL 2° SVIZZERO

(22 DICEMBRE)

—————

> Ma chi sei tu che guidato
> Da un fiammante cherubino
> Animoso siedi a lato
> Al lettuccio del tapino?
> Piova o gelo non t'arresta,
> Non la tenebra molesta,
> Sei tu un Angelo mandato
> Ne la Valle del dolor?
>
> MALPICA.

TRATTO dalla fama delle tue virtù, io volli conoscerti, o generoso straniero: io non recava meco che la mia ammirazione, ed un cortese biglietto del gentile cavalier D. Salvatore Sava per presentarmi al filantropo coraggioso, e solo m'innoltrai in quell'angolo remoto di Foria, e chiedendo di te tutti mi additavano il tuo palazzo! A chi non noto Jongh? Io passai il vico del Sagramento, quello stesso che pochi giorni prima, un'ora anzi che il sole splendesse su le sventure della desolata Napoli, era ingombro di centinaja di miseri, speranzati in te solo, che attendevano il tuo svegliare dal breve sonno. Io giunsi nella tua campestre casa, io oltrepassai quel portone sempre aperto agl'infelici, ed a te introdotti col biglietto del primo giunto e

non per distinzione di grado, che innanzi a D
al saggio gli sventurati sono tutti eguali. Io con
quel valente robusto soldato che da te aveva
ciso ordine, se stanchezza o fatica ti avesse ag
vato il sonno, di scuoterti tanto pel braccio, fin
ti destasse al primo arrivare di qualche misero
entrai in quella tua camera sacra all'umanità e
la riconoscenza di questa popolazione, ben più
agl'Italiani la tomba di Virgilio, la prigione
Tasso a Ferrara, la casa di Petrarca in Arquà.
finalmente ti vidi, e tu cortese mi accogliesti, e c
mosso mi narravi la storia delle nostre sventu
ed io ne restai compreso ed intenerito. Sono q
ste le tue parole: — *Iddio mi diede forza a r*
stere a tante pericolose fatiche: i miei medi
menti erano semplici, ma pronti ed efficaci
più dei farmaci, io godeva la fiducia degli c
malati: di 100 volte Iddio ch'io ne salvassi
Io non feci mancare la razione e il letto all'
digente. Monsignor Ferretti, della cui amici
anderò sempre superbo, perchè formata presso
miseri infermi, dividea meco le fatiche e le
ne. Spesso nell'alto della notte c' incontrava
più volte o per istrada o nelle case dei colero
e ci raccomandavamo vicendevolmente quei sv
turati. Ognuno mi leggea nel viso quando la disg
zia mi togliea qualche misero infermo, chè tu
non si potevano salvare: io rimanea più dole
degli afflitti parenti! Io partii convinto di una ve

che mi stava indelebile nel cuore, che un solo può salvare migliaja di uomini , ma che migliaja d'uomini non possono compensare la perdita di un solo, come Jongh. E come i Greci alle Termopili scrissero breve, ma grande iscrizione nelle parole :

QUI TRECENTO SPARTANI A PRO DI SPARTA ;

così io segno su la colonna della tua porta:

QUI JONGH A PRO DI NAPOLI.

———

(23 DECEMBRE)

Io mi scontrava la sera di questo dì coll'amico F. Montuori : ei mi narrava come sua madre per collocare la figlia, giungendo in Napoli giorni prima che scoppiasse il *Colera*, spirava colpita di tal male fra le sue braccia il 10 novembre.

Ei si partiva con la sorella atterrito e piangente per la sua patria. Per istrada si credeano entrambi travagliati dal morbo asiatico; ma toccando a poco a poco l'erta della montagna di Conti, ogni male svanì.

Guardarono di là Napoli eterna stanza dell'amorosa madre, e scesero piangendo a Positano.

———

LA VIGILIA DI NATALE

(24 DICEMBRE)

⌐⌐

La bufera infernal, che mai non resta,
Mena gli spirti con la sua rapina,
Urtando e percuotendo li molesta.

DANTE.

LA maestosa Napoli mi presenta oggi una festa campestre, una fiera di piccoli paesi; ogni strada è un mercato: baracche da pertutto adorne di festoni e di allori, piene zeppe di commestibili d'ogni sorta. Con questa primitiva semplicità i Pestani forse consagravano quel giorno concesso loro dai Lucani per celebrare antichissime abitudini e strani riti. La popolazione pare accresciuta il triplo, tutto è moto, e attività, un'immensa folla come la bufera infernale incessantemente ti trascina urtandoti, e ti molesta. Questo popolo per sua natura garrulo, e canoro prende i tuoni i più acuti, i venditori sfoggiano a tesa voce le loro cantilene, e come cantanti francesi ti assordano e ti stordiscono: e fra gridi, urli ed un tumulto rotto da cennamelle, zampogne, cade finalmente la notte a rappresentarti una novella scena più straordinaria e bizzarra. — Ecco Napoli divenuta ad un tratto un simulacro di battaglia, una tumultuosa giornata parigina. Ogni ca-

sa è un castello che slancia fuochi dalle finestre,
e la più parte dei guerrieri sono bellissime giovinette coraggiose quanto le Mainotte. Ciascuna ha la
sua assegnata provisione. E quei fuochi di varî co-
lóri rompono la notte con fiammante striscia e per-
donsi scoppiando nel profondo cielo, o percuotendo i muri serpeggiano a terra fra le acclamazioni
della moltitudine. — Correte ragazzi, caduta è la
bomba, correte a spegnerne la miccia! Ah! è scop-
piata! — eccone un'altra . . . Corri tu o valente!
là il berretto a terra — bravo! — presto il piede
sopra! evviva evviva il piccolo cencioso guerriero:
l'ha spenta! — ma la battaglia è al colmo: fuoco
per tutto; e per tornarmene a casa mi conviene at-
traversare questa batteria dello stretto di Gibilter-
ra . . . e rido e passo fumando il mio sigaro più intrepido di Carlo XII, ed eccomi sano e salvo tra i
miei: e l'esultante cagna spicca salti da toccarmi
il viso, e corre abbaiando senza posa pazzamente
per tutte le stanze, ed io scrivo in questo frastuono
queste poche righe, e l'aria e la terra è rimbombante
di gridi e di scoppi, e si odono i più vicini a cui suc-
cedono i più lontani ed altri ancora che si sper-
dono: e si consuma più polvere in questa notte che
alla battaglia di Waterloo. Ah sparate, o generosi
Napolitani, a dar lode al Signore e a distruzione del
Colera purificando l'aria: sparate ch'io riviva nei
miei fervidi anni di Lunato, di Verona, e di Man-
tova!

È questa l'ora in cui l'operoso artigiano e il grande sedonsi alla loro fumante mensa. O voi discendenti di Sibariti, siate temperanti almeno per quest'anno! il *Colera* non è il primo re mandato da Giove alle rane; egli potrebbe ingoiarvi satolli. Ma più frequenti odo le grida e gl'incessanti spari. Sì, ascolto le campane che per la cinquantesima terza volta annunziano a me la venuta del Salvatore del genere umano — Inginocchiamoci, o figli, che con noi si prostrano in quest'ora migliaja di milioni ... tutta la cristianità: e preghiamo in questo umile tetto! — questo è pure suo Tempio. Andremo al nuovo giorno ad adorarlo e ringraziarlo nel vasto e nuovo Tempio di s. Francesco.

IL RINGRAZIAMENTO

AL TEMPIO DI S. FRANCESCO DI PAOLA

(25 DICEMBRE)

O scampati da morte, al Tempio al Tempio.
ANONIMO.

È questo il memorabile giorno in cui per la prima volta dischiudesi il maestoso Tempio di S. Francesco di Paola, andiamo a ringraziare il Signore che ci ha salvati dal pestifero morbo. Ad altri settemila che lo videro come noi innalzarsi di giorno in giorno non fu dato di godere un così grande e sacro spettacolo : essi giacciono disfatti dalla calce nel Campo *coleroso*.

Napoli tutta par che dorma in profondo silenzio. Dove sono quelle baracche festive, quelle botteghe affollate, quei venditori assordanti, quel vasto popolo operoso? Tutto disparve : il giubilo concentrato nell'interno delle case lascia deserte le strade, e tu non vedi che qua e là pochi gruppi di persone a cui il vento sconvolge le vesti ed i veli, che aggruppansi intorno ad un ombrello, come il passaggiere all'albero maestro in tempo di burrasca; ma l'impeto del domatore Libeccio rovescia quell'ombrello e porta lungi i cappelli che arditi ragazzi corrono a raggiungere; le donne abbassano prontamente le mani a ricomporre le tuniche ondeggianti. — Ma ecco il vasto piano del Palazzo Reale : ecco il Tempio ancora profano circondato da guardie e da immenso popolo aprirsi al tocco del pastorale del Ministro di Dio; ecco entrarne il primo l'augusto Sovrano e la Real Famiglia, seguita dai grandi del regno. L'Apostolo del Signore accende di sua mano i candelabri, e consacra all'Eterno quelle mura, lo Spirito di Dio vi discende, ed io lodo e ringrazio il Dator d'ogni bene al suono de' grandi organi. Oh Tempio sublime di S. Francesco di Paola, tu starai immoto, mentre di noi svanirà la memoria. — Passerà per secoli l'immutabile via questa terra intorno al suo splendido centro, e tu starai sempre : verranno generazioni lontane che

chiameranno antica l'età nostra , e nuovi soli t'irra-
dieranno, e tu starai: verrà tempo che crollerà ancora la tua superba mole; ma tu starai allora nella
mente di quelle future genti, perchè esse leggeran-
no attaccata a'tuoi avanzi una indelebile pagina
delle nostre sventure, che additerà essere stato questo sublime Tempio sacrato a Dio e a S. Francesco di
Paola nel 25 decembre del 1836 , quando cessò il
flagellante *Colera* in Napoli.

LA LAVANDAJA DI MIRADOIS

(26 DECEMBRE).

> Femmina è cosa garrula e fallace.
> ANONIMO.

STENDEVA il bucato al sole la sviata Lavandaja di
Miradois , immemore di suo marito che da gran
tempo aveva abbandonato all'Ospedale degl'Incurabili, senza prendersi mai cura di domandare
almeno se fosse vivo o morto, quando dal fondo della strada salendo l'erta un uomo magro estenuato
le si avvicinava sorridendo — Era suo marito — Rimase attonita alquanto colle braccia distese tenendo
per le maniche una camicia che sdegnosa gittò su
di una corda, facendosi il segno di croce. *Cara*
moglie , io torno finalmente in casa mia — Tu sa-
ai fuggito dall'Ospedale? — No , sono stato li-

cenziato, perchè ora dicono che sto bene. — Che impostura! tu non ti reggi in piedi. — Moglie mia io mi sento meglio ora che il cielo mi unisce a te. — Il ciel mi ha fatto questo bel regalo! Intanto due belli ragazzi, che poco lungi giocavano alla fossetta, si erano a precipizio per quelle balze correndo lanciati fra le braccia di quel disprezzato marito, e lo coprivano di baci e di carezze : erano i figli che entravano con esso abbracciati in casa. Quando si fece sera quel povero marito non volle cenare, accusando dolori di viscere. La lavandaia corse subito alla polizia per denunziarlo qual *coleroso*, e chiedere che fosse trasportato all'Ospedale. Fu a tutto provisto, e la sofferta malattia che magro e sparuto in viso lo avea reso, convinceva il medico, che egli soffriva il *Colera;* e quantunque il convalescente si facesse animo a persuadere tutti che egli stava bene; la moglie maliziosa, fingendo grande interesse della di lui salute, fece di tutto perchè fosse trasportato all'Ospedale della Consolazione.

Il giorno 26 decembre fu bene osservato colà, e si trovò che era realmente sano, e mandato in pace discendeva le scale . . . Si scontra colla moglie accompagnata da un pratico, e si rallegra di quella visita, perchè non aveva fatto mai altrettanto: *Oh! moglie mia che novità è questa? — Niente altro che questa che vedi. Tu discendi, ed io salgo : se io moro, ti raccomando i nostri figli; io sono amma-*

lata di colera : ne pianse il buon marito, e non la lasciò che per andare a consolare quei desolati.

La notte ad ora tarda venne picchiato alla sua porta da un tale, che chiamava a nome la Lavandaja : il marito si alzò, ed aprì, ed ebbe un abbraccio affettuoso, che contraccambiò con un pugno sul viso dell'incognito che avea preso *nubilam pro Junone*, e che rapidamente disparve.

Dopo tre giorni, ristabilita la moglie, e migliorata dal *colera* tornava a casa col fermo proposito di far vera pace coll'amoroso marito, e lo trovò torbido e affaccendato a pulire una vecchia sciabla, e gli chiedeva : *A che ti serve questa antica arma?*— *Per uccidere un sorcio che viene la notte a rodere la biancheria.* A che la moglie rispose : *Chi guarda il suo non fa ladro nessuno.*

(27 DECEMBRE)

Se non mi è dato per brevità di tutte lodare le belle opere di filantropia, mi sarà concesso almeno di qui notare il nome de'valenti, e coraggiosi medici, che più di tutti si adoperarono a pro dei *colerosi*. Tali sono Lucarelli — Vulpes — Lanza — Gentile — de Horatiis — de Lisio — de Renzi — Annunziati — Severino — Longobardi — Sogliano — Preziosi — Ramaglia — Chiaja — Tiberio — Tizzani — Borrelli — Coleix — Grassi — Troisi.

LE DONNE A BRUNO

(28 DECEMBRE)

—◦❈◦—

E come quei che con lena affannata,
Uscito fuor del pelago alla riva,
Si volge all'acqua perigliosa e guata;

Così l'animo mio che ancor fuggiva
Si volse indietro a rimirar lo passo,
Che non lasciò giammai persona viva.

DANTE.

BRILLA pur bello, o sole, brilla a consolare almeno la mesta superficie della luttuosa Napoli!

Qui dove sembra che nulla muoia e rinasca come nell'immenso creato; qui non incontro che donne a bruno, e cappelli fasciati di negri veli! Pari all'errante Scita, o al fatalista selvaggio, io sono astretto a cambiar loco, e trovarmi una casa pel maggio del 1837: io penetro le più recondite stanze col barbarico dritto di un *Si loca*, e miro colà una madre e cinque figlie, vestite a bruno, e fuggo inorridito da quella reggia del *Colera!* e salgo altre scale, e da per tutto vedo le fatali negrissime orme del mostro indiano, e passo altrove, e mi aggiro per stanze deserte, abbandonate, e chiedo all'avido sensale se si trovi buon'acqua colà, e una pietosa vicina mi avvisa che nell'acqua di quel pozzo vi si precipitò, e vi morì annegata una deliran-

te di *Colera* la figlia di colei che narrai cadere a
S. Bartolomeo terza vittima del morbo micidiale.

Entriamo, entriamo nella casa del Signore! Ahi
tutto il tempio negreggia di vesti brune come il gio-
vedì santo. Queste vedove e queste orfane sembrano appartenere ad una sola famiglia a cui morte
immatura ha spento il genitore!

Splendi, o sole, su le sventure della mesta Napoli, splendi or ch'io passeggio la real Villa. — Oh
pacifici abitatori di Mergellina, voi avete scambiato in nero il vostro ridente berretto rosso! — Riscalda, riscalda, o sole, col tuo divino fuoco quelle
misere che si ammassano in tanti gruppi degni del
pennello di Ternier sui vicoletti che mettono foce
a questa amena riviera —Ahi sventurate! voi quasi
tutte vestite la veste del dolore, nè minor grama-
glia ha nell'alma colei che per povertà si cinge funesto diadema, di un solo nastro nero la fronte, nè
meno infelice è quell'indigente orfanello che solamente si allaccia la bianca camicia di negro lega-
me. Oh mendico stuolo di vedove e di pupilli, voi
attenderete invano a sera il padre e il marito che
sfidando le tempeste vi recavano la pesca ed il pane!
Brilla, o sole, se puoi a diradare cotanto lutto!

Io m'inoltro per la deliziosa strada che serpeggia il monte sacro alla voluttà dei Romani, e fan-
tasticando, confronto questa ultima sensazione con
altre, e poi con altre, fino a che giungo con le prime della mia vita, è corro coll'ultimo pensiero nei

vigneti della mia patria, ove in quel tempo antico veggo abbuiarsi il cielo e ricovrarmi con molte persone in un Palmeto ed aprirlo e svolazzarmi sul viso torme di colombe selvatiche, e disperdersi pigolando su per le balze e la piovosa nebbia, ed accendere un gran fuoco, ed ascoltare la pioggia ed i fulmini non interrotti — Ma ritornano il cielo sereno come pria, gli uomini alla caccia, le femmine alla vendemmia; ed io guardo con dolore gli alberi devastati, e sparsi a terra i frutti maturi ed acerbi.

Ah questa, questa è l'immagine che mi offre Napoli in questo giorno!

LA SUORA DELLA CARITÀ

(29 DECEMBRE).

Muove la bella vergin del Signore
Di terra in terra ricercando intorno
L'umile tetto del dolor, siccome
Il morente ricerca il Sole, o Dio;
Nè travaglio l'arresta nè sventura:
Dell'egro il tetto è la sua cella e il tempio,
E il divo salmo di pietà la voce.

BARILLA.

O compassione, sola virtù vera, non mercenaria, non ambiziosa, ma sublime e bella, come la natura che ti locò nel cuore degli uomini! Io ti veggo sotto le forme della Suora della Carità, abbandonare la cara patria oltre l'Alpi, scorrere l'Italia con apposito consiglio, giungere a noi quando il solo nome del *Cholera* faceva impallidire e tremare ciascuno. Il tuo monistero è il quartiere che rinserra più infermi: la tua chiesa è la più vicina ad essi: la tua cella è il tugurio più vile dei *Colerosi*. Modesta come la pietà, ardente come la carità, pura e santa come la religione, veggo aggirarti operosa nel borgo di Loreto a te assegnato ove più il morbo infierisce fra misere casipole degli egri, lottanti colla povertà ed il male. Tu penetri nei luoghi sfuggiti ed abbandonati, pari a raggio di sole che discende a visitare dall'alto nell'orrida prigione l'infelice, che geme tra le sue catene. Oggi t'incamini alla ventura dietro un Viatico, che ti additi un nuovo misero infermo, ma i passi del pio corteggio si arrestano innanzi ad un palazzo. Lascerai tu di seguire l'orme del Signore perchè al ricco è inutile l'opera della tua pietà? Forse i grandi al pari ed i plebei non entrano nel nulla al cospetto dell'Eterno, o sono essi forse meno infelici distesi sul letto di morte? Ascendi, ascendi quelle scale, tu troverai dei miseri nella ricchezza. Ecco un letto di una nobile dama: vi stanno attorno quattro giovinette figlie, atterrite piangenti: piena è la stanza di congiunti, e di amici: tutti deplorano la vicina perdita di una affettuosa madre, ma all'arrivo del tuo celeste Conduttore,

frenano il pianto , piegando le ginocchia a terra,
e in quel devoto silenzio non si odono che le mi-
stiche sacrosante parole del sacerdote , che appresta all'infermo il cibo degli angioli.

Ma già risuonano nuovamente i salmi che accompagnano l'Altissimo, e con essi i pianti di quelle
misere figlie, e tu sorgi, o Suora della Carità , ad
asciugare quelle lagrime col consiglio cristiano, e
con l'operosa tua cura , nè hai cuore di abbandonare quelle smarrite nella foresta del dolore, e sorgi per ridonare a questa desolata famiglia un'amorosa madre; tu adempi il tuo santo mandato, i tuoi
sublimi voti. Sì , tu ti assoggetti alle più penose e
vili fatiche di cui la stessa immensa filiale pietà ne
stupisce, e ti prende a modello. O divina istituzione!
la più grande di quante ne seppe inventare l'amor
cristiano a prò dell'umanità languente!

Ma i giorni del dolore sono finiti , e le tue cure
immense sbandirono il male : le tue preci placa-
rono l'ira divina ; quella madre è salva ; la calma
è nel cuore di quelle nobili figlie ; la gioja è in
quella casa ; ma quella gioja ti bandisce di là , e
già l'alma tua generosa anela di andare in cerca
di altri infelici. Ah ti rimani almeno fra noi, quando il Colera abbandonerà del tutto questa desolata
città. Resta con noi , sublime straniera, non volere ripassar l'Alpi : resta ad esempio di santa carità fraterna !

IL RITORNO DE' MIEI SCOLARI

(3o DECEMBRE)

Or più serena e pura
È l'aura ch'io respiro,
E intorno a me rimiro
Gli amati dal mio cor.
ANONIMO.

O miei cari discepoli, io vi torno a rivedere: voi
vi radunate come i valenti battuti dalla fortuna intorno alla mia vecchia bandiera. Qui, miei Leccesi,
qui, o coraggiosi Bruzî, e voi cari concittadini Al-
banesi, statemi a fianco come la guardia prediletta
del magno Macedone. O mio Demetrio! io ti abbraccio e piango. Raccontami, sì raccontami la morte
del mio scolare Luigi de Luca che io tanto amava!

DEMETRIO

Partiti da Napoli il 18 novembre, dopo tre giorni, verso le 2 noi giungemmo a Casal nuovo. Eravamo tutti intorno ad un gran fuoco, e solo manca-
va de Luca, che, afflitto dal morbo asiatico in una
stanza nascosto non osava neppure lagnarsi per tema di esser dichiarato *coleroso:* ma vinto dal male,
venne, ed accusò tutti i sintomi con cui si appalesa
il *Colera.* Prima nostra cura fu di chiuder le porte
e poi soccorrerlo, e lo coprimmo di tutti i nostri

tabarri. Dopo 3 ore prendemmo la volta di Lago-
negro : colà fu da noi nascosto agli occhi della
guardia; e il suo male peggiorava. Il tempo era burrascoso : la grandine franse i cristalli della carrozza : i fulmini spaventavano i cavalli: già ognuno si
credea preda o del *Colera* o della tempesta ; intiriz-
ziti dal freddo, respinti dagli inospiti abitanti dei Ca-
stellucci non vi fu che un solo borghese, che, non
per pietà, ma per avidità di guadagno ci diede ricet-
to. In quello stato di desolazione ciascuno pensò a
sè : e l'infermo restò raccomandato ai calessieri,
che lo deposero all'imo della scala ; si aggruppava
egli per i gradini non potendosi reggere in piedi :
ma giunto alla loggia gli mancarono le forze e sdra-
jossi sul pavimento. Chiesi di lui in quella confusione,
e trovai che la grandine avea fatto letto sopra il
suo corpo : un canale della grondaia gli cadea sovra
il nudo capo prendendo corso sotto il ventre; mi
precipitai su lui per sollevarlo chiamandolo a nome; ei con fiochissima voce mi disse: *Per carità ...
sul letto... son morto.* Lo strascinai dentro : ad onta
dei gridi del locandiere e de'suoi giovani, lo ponem-
mo sul letto ; quei crudeli volevano toglierlo di là,
ma quel letto aveva uno scudo più forte delle nostre preghiere e delle nostre minaccie: lo spavento
del contagio. Di lì a poco tutta la popolazione arma-
ta di rabbia e di fucili venia contro di noi, e ci fu mestieri fuggire e cercare altro asilo. La dimane trovai l'infelice nella stalla sopra un sacco di paglia

coi piedi vicini al fuoco; e il garzone del cocchiero lo assisteva. Io lo chiamai, ed egli mi guardò come smemorato; poi: *Demetrio, un bacio: ho veduta la tua afflizione, un bacio almeno*... e lo baciai, e mi baciò, e restammo immobili in quell'amplesso: ma giunse la guardia urbana che c'impose di sloggiare, o che avrebbe fatto fuoco sopra di noi. Partimmo: stavamo l'infermo ed io dentro la carrozza, gli altri, o a piedi o col vetturino... A Murano era già spirato — Noi lasciammo il suo cadavere in una cappella di campagna raccomandandolo alle autorità, e piangendo proseguimmo il nostro cammino.

MELILLO

Oh! maledetto Murano! io vi passai tre giorni dopo, ma prima di darmi pratica, in mezzo la piazza mi affumicarono. Lo strapazzo del viaggio, il fumo della pece mi mossero a tanta nausea che mi cagionò un conato di vómito, e fui dichiarato *coleroso*: posto fuor del paese in un pagliaio senza cibo senza fuoco e circondato da guardie; finchè i miei fratelli dall'Unghero, avvertiti da un pietoso contadino vennero a togliermi di là e mi recarono quasi in trionfo alla mia patria.

DE ROGATIS

Io feci il viaggio per mare in una piccola barca: eravamo 24 persone di ogni classe, studenti, sarti, preti, barbieri ec. Il viaggio fu infelicissimo: approdando di notte al Diamante il convoglio si ribellò, e tutti fuggimmo; giunse la guardia sanitaria, e non trovò che il solo padrone e pochi marinari; essi restarono a fare la quarantana per noi.

Basta basta così; ciascuno ha sofferto la sua parte : che cosa vogliamo noi declamare quest'oggi ?

MEDILLO. Io, se vi aggrada, declamerò : *La carità evangelica.*

— Il bellissimo Carme del mio amico Trinchera ! Oh ciò mi darà molto piacere ! E voi de Rogatis ?

DE ROG. *L'inno alla salute* di Rosa Taddei.

— Benissimo, non potevate sceglier meglio. E voi de Santo ?

DE SAN. *Il Ditirambo* di Giuseppe Perticari.

— Ottimamente, dell'egregio fratello del grande Perticari: oh bellissima n'è la stanza sopra la paura! E voi de Viti ?

DE VITI. Io: *Cent'anni in una notte.*

— Le stanze del Borsini, del Casti de'nostri giorni? va bene, va benone! E tu, Demetrio mio ... Io l'indovino un argomento greco?

DEM. Sì *L'Orfana di Parga.*

— Di Cesare Malpica! dell'autore della Malvina! del Bardo Sebezio? Oh questa è una dolce sorpresa! Incominciamo incominciamo da questa.

MED. L'Orfana di Parga.

Gemebonda abbandonata
Sta di Parga una donzella

Su la riva desolata
Che il Brittanno profanò :
Son tre dì che della bella
L'eco il pianto replicò.

—Non si può declamar meglio!.. Ma chi giunge?
Tutti. Basilio !

BASILIO

Bas. Oh maestro !

— O mio Basilio ! un abbraccio... ahi !.. adagio..
tu Basilio mio... dai abbracci che non si danno al
Giappone !

Bas. L'allegrezza !

Mi avevi scritto di non voler più partire da Rugliano.

Bas. *Ingrata patria, nec ossa quidem habebis.*
Se sapeste che mi è successo !

Nuove sventure ?

Bas. Io giunsi a Rugliano pesto rotto come vi
scrissi. Mia madre e mia sorella maritata stavano allora in chiesa pregando per me che mi credevano
già spedito dal *colera*, quando intesero il mio inatteso arrivo: mia madre per correre cadde e si ruppe una gamba: mia sorella venne, mi abbracciò; ma
quel fraterno amplesso le costò caro , perchè suo
marito la fece chiudere in una stanza mettendola
in quarantana , come contagiosa . . . . . Ma che
facciamo qui? Il tempo è bellissimo; andiamo a fare
una passeggiata alla Villa; questo è giorno di allegrezza. Cominceremo domani a declamare.

— Sì, andiamo, o miei ricuperati scolari; tornerò questa sera a casa a correggere le ultime stampe, e terminerò così i miei racconti de' 90 giorni del 1836.

CONCLUSIONE

(31 DECEMBRE)

Ecco il lume repente impallidirsi,
E nell'alzar degli occhi, ecco gli spettri
Starmi d'incontro.

MONTI.

NELL'alto della notte, ne' silenzii dell'addormentato mondo io vegliava a correggere almeno gli errori più grossolani delle mie stampe, ed il lume mandò luce somigliante alla fiamma della fucina, che rende a chi lo mira cadaverico il viso de' fabri: e quantunque tal fenomeno mi avvenisse anche la sera che mi apparvero i fantasmi colerosi, pure immemore di questa notabile circostanza che accompagna mai sempre gli spettri, mi mossi a chiamare alimento alla languente lucerna: ed oh vista! mirai di nuovo la casa piena di ombre, ma in bell'ordine si ammassavano l'una sopra l'altra come gli eletti nel Giudizio dipinto da Michelangelo. L'Orfana fidanzata sfolgorante di divina luce mi stava rimpetto, e lo Studente calabro parea che volesse stendermi le braccia. Lieto mi parve il Medico di Taverna Penta, e la Moglie del Pilota, ed il Letterato, e il mio biondo Garrich : tutti in somma sembravano di me contenti : solo il poeta in tuono di amichevole rimprovero si lagnò che io non lo nominai se non che pel suo noto distico ; ed io risposi :

> Di te cantaron le Sebezie Muse,
> E le straniere.

È vero : ma solo tu potevi raccontare quale a te la dettai la mia occulta istoria :

Cioè come la morte mia fu cruda.

Or basta, amico : io mi sono afflitto di troppo, ed ho perduto molto tempo in queste istoriette che non mi frutteranno nulla. Quelle ombre mi compiansero dandomi ragione e mi ringraziavano; ed io alzandomi come per congedarle, chiedeva loro in compenso di non mandar mai più altri spettri da me : ed esse allora mi assicurarono tutte quante che in Napoli non verrebbe più il *Colera* se non da qui a due mila anni. *E allora avrò cambiata professione,* io risposi. *Addio — Addio :* ed eccomi rimasto nuovamente solo col grande Coreografo francese che mi stava innanzi vestito da Licaone a fisamente guardarmi — *Ebbene, mio caro Henry, par che non siate molto contento di me ? — Eh ! non molto — E perchè, mio buon amico ? — A dir-*

vela schietta, in questi vostri racconti voi avete fatto come solete dire voi altri italiani: Luca fa presto. — *Ma se io non faceva presto, altri lo faceva a mio danno... Non è intervenuto più volte anche a voi di mettere in pochi giorni sulle scene di S. Carlo un gran ballo? — Oh! vi è ben diversità tra un ballo e l'opera vostra: quello serve di passatempo a pochi migliaja, e voi, se aveste avuto più accuratezza, potevate sperare una platea di più milioni. — È vero, è vero, mi dò per vinto: ma credetemi, Monsieur, che io non potea fare diversamente — Oh questa è un'altra cosa. Addio dunque, che il cielo ve la mandi buona! — E sia così.* E spensi il lume, e me ne andai a letto.

BULLETTINO SANITARIO

DI NOVEMBRE E DICEMBRE

Casi ..... 7756.   Morti ..... 4295.

INDICE

~~~

—◦—